中西医结合

养生案例精讲

陈国源 编 著

陈德菻 吴铭芳 整 理

人民卫生出版社

·北京·

图书在版编目（CIP）数据

中西医结合养生案例精讲 / 陈国源编著. —北京：
人民卫生出版社，2023.8

ISBN 978-7-117-35150-8

Ⅰ.①中… Ⅱ.①陈… Ⅲ.①养生（中医）—中西医结
合 Ⅳ.① R212

中国国家版本馆 CIP 数据核字（2023）第 148843 号

人卫智网	www.ipmph.com	医学教育、学术、考试、健康，购书智慧智能综合服务平台
人卫官网	www.pmph.com	人卫官方资讯发布平台

中西医结合养生案例精讲

Zhongxiyi Jiehe Yangsheng Anli Jingjiang

编 著：	陈国源	
出版发行：	人民卫生出版社（中继线 010-59780011）	
地 址：	北京市朝阳区潘家园南里 19 号	
邮 编：	100021	
E - mail：	pmph @ pmph.com	
购书热线：	010-59787592 010-59787584 010-65264830	
印 刷：	北京华联印刷有限公司	
经 销：	新华书店	
开 本：	710×1000 1/16 印张：17	
字 数：	253 千字	
版 次：	2023 年 8 月第 1 版	
印 次：	2023 年 10 月第 1 次印刷	
标准书号：	ISBN 978-7-117-35150-8	
定 价：	89.00 元	

打击盗版举报电话：**010-59787491** **E-mail**：**WQ @ pmph.com**
质量问题联系电话：**010-59787234** **E-mail**：**zhiliang @ pmph.com**
数字融合服务电话：**4001118166** **E-mail**：**zengzhi @ pmph.com**

作者简介

陈国源　主任医师,厦门市思明区人民医院原院长,中国人民解放军第一七四医院特聘教授,厦门大学医学院中医学专业学术顾问,北京中医药大学东直门医院厦门医院(厦门市中医院)特聘专家,厦门市中西医结合学会第四、第五届秘书长,全国老龄工作委员会"银龄行动"厦门市支援西北医疗专家组组长。长期从事中西医结合临床与养生研究工作,擅长老年心脑血管疾病、消化系统疾病、肾脏疾病、肿瘤的中西医结合治疗以及亚健康调理。

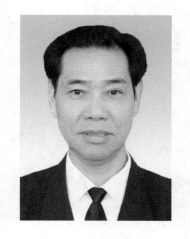

陈德菻,厦门市中医院,副主任医师。

吴铭芳,厦门市第一中学医务室,副主任医师。

序一　普及健康生活方式　构建和谐社会

习近平指出:"中医药学凝聚着深邃的哲学智慧和中华民族几千年的健康养生理念及其实践经验,是中国古代科学的瑰宝,也是打开中华文明宝库的钥匙。"

由于生活方式不当,当今亚健康人群数量呈上升趋势,慢性病、疑难重症等威胁着人们的健康,给家庭和社会带来沉重的负担。中医养生是中医药重要的组成部分,是我国独特的卫生资源、经济资源、科技资源和优秀的文化资源。中医"治未病"思想,"未病先防""既病防变""瘥后防复"在预防疾病发生、发展方面起到重要作用,对推广文明健康生活习惯,对促进人民健康具有重要价值,值得推广应用。

习近平在主持召开专家学者座谈会时强调:"要倡导文明健康绿色环保的生活方式,开展健康知识普及,树立良好饮食风尚,推广文明健康生活习惯。"陈国源主任努力挖掘中华民族优秀的养生文化,结合现代卫生与健康的科学理论知识,针对影响健康的因素加以阐述,旨在抓好预防保健,营造、保障人民健康的环境,宣传和普及健康文明的生活方式,把养生文化的认知提高到现代科技水平,故而编著《中西医结合养生案例精讲》。本书在普及健康知识中,继承了中医整体观、辨证观的优势。同时,本书将陈国源主任的临床案例与养生实践有机结合,体现了养生科学性、实用性、可操作性,给民众健康带来智慧和力量,是民众急需的健康食粮。

陈国源主任长期从事生命科学健康研究工作。他年轻时在军队从事医疗卫生工作,发扬军队的优良传统,为人民的健康和生命安全贡献自己的力量。他努力践行"敬佑生命,救死扶伤,甘于奉献,大爱无疆",为构建和谐社会,提高民众健康理念,担当起义不容辞的责任和义务,值得赞赏。

殷大奎

2020 年 4 月 28 日

序二　科学养生　方得健康

陈国源主任编著的《中西医结合养生案例精讲》顺利出版,可喜可贺。如何正确对待疾病,用科学保障健康,是每个人都关注的重大问题。

一

本书内容丰富,是有关健康和养生的系统性著作,适合该领域的管理者、从业者阅读,也适合广大人民群众阅读参考。开卷有益,相信每个人都会有所收获。

我国提倡要把科学普及放在与科技创新同等重要的位置,并推出了一系列鼓励支持科学普及的政策措施,使公众科学素养不断提升。科普图书是科学普及的重要方式,但写好科普文章却很难。一位优秀的科学家,也许可以取得杰出的科技成果,但未必能写出好的科普文章。笔者认为,陈国源主任编著的《中西医结合养生案例精讲》,从衡量科普图书的多种角度审视,都是不错的科普著作。

二

世界卫生组织的有关调查显示,影响个人健康的诸多因素中,遗传因素占15%,社会因素占10%,医疗条件占8%,气候影响占7%,而自身行为占比最大,为60%。因此,具备科学素质,养成良好的生活习惯,是提升个人健康水平的关键。

具备良好的科学素质,首先需要掌握相关的科学知识。然而,健康和养生是个庞大的知识体系,涉及众多学科。有专家认为,健康=情绪稳定+运动适量+饮食合理+科学休息。实际上,这个领域涵盖的学科和专业还要广泛,中医和西医自不待言,还涉及生物学、心理学、营养学乃至哲学、历史学、宗教学和社会学等诸多方面。让普通公众掌握如此海量的知识,显然不切实际。

陈国源主任长期从事中西医结合的理论研究与临床工作,构建了良好的知识结构,具备丰富的实践经验。本书在归纳和提炼相关知识方面,做了很大努力,从情绪到环境,从膳食到运动,从起居到体质,从四季到五脏,涵盖了健康和养生的方方面面。同时,熔中西于一炉,贯古今于一脉,对相关知识做了比较系统的整合和归纳。可以说,有关健康和养生的众多问题,在这本书里都能找到答案。

三

在我国的科学普及工作中,做得较多的是知识普及。可是,一个人的记忆力再好,能记住的知识也很有限。面对知识的海洋,再聪明的人,能获取的知识也只是沧海一粟。在现代技术条件下,人们获取知识只需要动动手指和鼠标,就能从网上轻易获取,但不能就此认为其掌握了科学知识。一个人就算是能背下中国国家图书馆、美国国会图书馆和大英图书馆的全部书籍,仍然不能说具备了科学素质。

在科学普及中更具根本性的,是弘扬科学精神。科学精神包括热爱科学、爱国奉献、开拓创新等诸多方面,其中的核心和灵魂,是求真求实。求真求实,既是进入科学大门的敲门砖,也是在科学道路上不断前行的通行证。让科学精神永续,是科普工作者的光荣与梦想。对公众而言,让科学理性之光引导生活,是提高科学素质的根本。

中医养生文化源远流长,是中华民族的宝贵财富。不过,其中既有精华,也有糟粕。健康与养生领域误区甚多,到处都是坑,一不小心就会掉进坑里。"生吃泥鳅治肝病""打鸡血治百病""绿豆治百病",各种荒诞不经的养生方法,都曾火遍大江南北。可以说,健康和养生领域的科普工作,难度很大,任重道远。如何在鱼龙混杂中寻真辨伪,如何在泥沙俱下时沙里淘金,陈国源主任在中西医结合养生方面做了积极的尝试,取得了较好的成效。

四

传播科学方法,倡导科学态度,也是科学普及的重要内容。好的科普图书,使读者不但知其然,而且知其所以然。换句话说,知道"如何思考",比"思考什么"更重要。

中医学与中国哲学密切相关,自成独特的知识体系。在本书中,很多篇幅阐述中医学乃至中国哲学的智慧,有助于读者理解健康和养生的本质,把握内在规律,掌握相关方法。

从理念上看,笔者认为中医是很现代化的。比如中医强调身心合一,重视治疗中的精神作用,这也是现代医学发展的重要趋势。中医学注重整体,讲究协调,而综合性以及学科的交叉融合,正是现代科学发展的主流。中医学看重"治未病",关注"亚健康",这也在国内外产生越来越多的共识。因此,有时候创新是需要向传统学习的,正所谓继承不泥古,发扬不离宗。

本书阐述了传统医学和中国哲学的理念。比如,多处强调了适度的观念:运动要适度,饮食要合理,戒烟并限酒,心理需平衡。这些理念契合了儒家的中庸之道。中庸不是平庸,其核心在于对"度"的把握。懂得节制,精于平衡,张弛有度,不亏不盈,是健康养生的大智慧。儒家以"中和"观修心养性,正所谓"身修而后家齐,家齐而后国治,国治而后天下平"。再比如,本书注重师法自然,主张日常作息应遵守自然节律和节奏。"人法地,地法天,天法道,道法自然",这既是万物运行的秩序,也是生命的内在规律。信奉自然,适应自然,顺其自然而成其所以然。这种理念看起来传统和古老,实际是更先进的世界观和方法论。

五

科普图书之所以难写,笔者认为在于以下两个方面:

一是要准确。写学术论文要求创新开拓,独立思考,贵在有独特创见。科普文章有所不同,传达给公众的科学内容,不能是个人观点,必须是科学共识,是已知定论。这就要求科普图书的作者是某个领域的真行家。花拳绣腿出不来真知,走秀走不出科学。

二是要有趣。科学家的脸谱化,就是只会埋头数据和实验室,生活乏善可陈。当然实际情况并非如此,天地间最精彩的故事,大多是用科学讲出来的。不过,科普书容易写得枯燥,确是常见弊病。翻译有"信、达、雅"的要求,科普则讲究"信、达、俗"。信是准确,达是流畅,俗是要生动好看。要用白话说行话,使外行不觉深,内行不觉浅。

本书逻辑清晰,言之有物,知识点穿插自然,且时有灵光闪动。其既有理念介绍,也结合讲述食物功能、运动方式、常用穴位、营养用药、生活调理和日常疾病处理等,并且穿插生动案例,既增加了可读性,也颇具实用性。

笔者能理解陈国源主任写作此书之不易,也能感知其对健康养生的热爱。科学研究源于兴趣,科普创作来自热爱。

叔本华说过,"人类所能犯的最大错误,就是拿健康来换取其他身外之物"。健康和养生,是人类生存和发展的重要领域,也充满了未知、谬误和艰辛。路漫修远,谨祝陈国源先生继续上下求索,努力成为科学知识的传播者,科学精神的弘扬者,科学思想的倡导者,科学方法的实践者。

沈爱民

2020 年 7 月 28 日

前　言

　　我国养生文化源远流长，是传统中医药文化的重要组成部分，是我国劳动人民在浩瀚的历史长河中同疾病做斗争，一代一代传承下来的瑰宝，是中华民族繁荣昌盛的基石，是人类社会文明与健康的宝贵财富。养生文化所倡导的"治未病"思想，即预防疾病的发生、发展，在疾病的预防、诊治方面都有重要意义，对促进人体健康，具有重要的指导意义，值得推广应用。

　　当代社会科技发展，给人们的生活带来了极大的变化，也给社会发展带来了许多问题。如环境破坏、生态失衡、食品污染、不健康的生活方式等，不仅破坏了生活环境，而且滋生了各种疾病，严重影响人们的健康。《中西医结合养生案例精讲》旨在弘扬中国养生文化，把健康信息传递给百姓，从现代科学的视角告诉人们如何健康养生，让大家不得病、少得病。

　　传播科学养生正能量，是当今社会发展中的重要课题。《中西医结合养生案例精讲》从实施《"健康中国2030"规划纲要》出发，以中西医结合的方式阐释健康养生。本书将现代医学与中医整体观、辨证观有机结合，挖掘中医传统养生精华，并结合笔者医疗工作实践，指导读者如何健康养生，体现了养生的科学性、实用性、可操作性，是民众追求健康值得一读的科普读物。

　　需要说明的是，因部分穴位定位在不同章节均有涉及，故相应穴位定位图片会重复出现。我们将重复出现图片的图号、图题以浅绿色标识，以便于读者阅读。

　　原国家卫生部副部长、健康教育首席专家，中国医师协会名誉会长殷大奎，中国科学技术协会原党组成员、书记处书记沈爱民为本书作序，深表感谢!

愿本书的出版可以指导健康养生,对提高民众科学文化素质与健康意识起到积极作用。由于笔者才疏学浅,认知水平有限,书中疏漏之处,敬请同仁与读者斧正,不胜感激!

陈国源

庚子年于鹭岛

目 录

第一章
中医养生守健康

健康是生命的基石，长寿的保证，生命的乐园。健康使生活充满阳光，带来生机和希望，为家庭带来幸福，促进社会和谐。提高人民健康水平已成为中国特色社会主义新时代建设的重要目标。养生作为中国优秀传统文化，至今愈发光彩，是利国利民之大计，对提高人民身体素质和健康水平、构建和谐社会具有积极作用。

❦ 养生——安时而处顺 ❧

《庄子·内篇·养生主》对"养生"之理的阐释,源于"庖丁解牛"的故事。庖丁解牛时顺着牛体自然的生理结构,从肌肉与骨骼间的缝隙去解剖。庖丁使用的刀用了 19 年,所宰杀的牛有上千头,而刀刃锋利得就像刚在磨刀石上磨好的一样。梁惠王从庖丁解释自己解牛技术的回话中感悟到养生真谛:人的生活处世都要"因其固然""依乎天理",取其"中虚有间",方能"游刃有余",从而避开是非和矛盾的纠缠,顺应自然,"安时而处顺"。

人的生长、发育、衰老是个正常的过程,要顺其自然。遵从人体的生理过程和顺应四季气候的变化规律,是养生的根本。同时,人们也应不断掌握现代医学知识,避免走进生活的误区,才能给健康生活带来无限春光。

"养生"亦称"摄生""道生""保生""卫生""养性"等。所谓"养",指保养、护养、调养、培养之意;所谓"生",即生命、生长、生存之意。养生之道是研究生命发展规律、保护人体健康的法则和方法。运用生命自我管理的艺术,从修身养性、饮食起居、运动调摄等方面保养,以后天养先天,使弱体变强,强体更壮,推迟衰老,延年益寿。

养生作为中国的优秀传统文化,至今愈发光彩,是利国利民之大计,对提高整个中华民族的身体素质和健康水平、构建和谐社会具有积极作用。

❦ 中华传统文化的养生智慧 ❧

习近平总书记指出:深入挖掘中华优秀传统文化蕴含的思想观念、人文精神、道德规范,结合时代要求继承创新,让中华文化展现出永久魅力和时代风采。

我们的祖先很早就意识到生命与健康的重要性,对养生的认识和研究从未间断。源远流长的中国传统文化,经过几千年的沉淀,底蕴厚重,蕴含着丰富的养生智慧。《道德经》曰:"人法地,地法天,天法道,道法自然。"该句指出人与自然密切相关,应顺应自然。《庄子·天运》曰:"夫至乐者,先应之以人事,顺之以天理,行之以五德,应之以自然,然后调理四时,太和万物,四时迭起,万物循生。"《庄子·刻意》记载了"吹呴呼吸,吐故纳新,熊经鸟申"的导引方法。

在精神养生方面,中国传统文化倡导"养心莫善于寡欲",认为"心以体全,亦以体伤",不可过分追求欲望。孔子指出君子应有"三戒":"少之时,血气未定,戒之在色;及其壮也,血气方刚,戒之在斗;及其老也,血气既衰,戒之在得。"《道德经》曰:"淡然无为,神气自满。"庄子继承老子思想,提出"虚静恬淡,寂寞无为""水静犹明,而况精神""静则无为……无为则俞俞,俞俞者,忧患不能处,年寿长矣"的观点,主张清静保神,与世无争,如此可以延年益寿。《中庸》指出:"喜怒哀乐之未发,谓之中;发而皆中节,谓之和。中也者,天下之大本也。和也者,天下之达道也。致中和,天地位焉,万物育焉。"汉代董仲舒集中庸之大成,在《春秋繁露》一书中说:"循天之道以养其身……中者,天地之所终始也;而和者,天地之所生成也……能以中和养其身者,其寿极命。"这是追求心态平衡的精神养生调摄方法。

中国传统文化主张一切生活行为要适度,要求起居有常、饮食有节、劳逸结合。中国传统文化注重饮食养生。《论语·乡党》指出:"食不厌精,脍不厌细。食饐而餲,鱼馁而肉败,不食;色恶不食;臭恶不食;失饪不食;不时不食;割不正不食;不得其酱不食;肉虽多,不使胜食气;唯酒无量,不及乱;沽酒市脯不食,不撤姜食,不多食。"这告诉我们饮食要讲究卫生,适度、适时。

养生文化始于远古时代,是中华传统文化的一朵灿烂之花。远古时代,祖先们饥寒交迫,过着衣不遮体、茹毛饮血的生活,他们开始为了满足生存生活需求和后代的繁衍,在野外恶劣的环境中劳作。在漫长的生活实践中,我们的祖先逐步萌发了健康的养护意识。火的发明、巢穴居住、宣导运动是生活中养生意识的萌芽。《韩非子·五蠹》记载:"上古之世……民食果蓏蚌蛤,腥臊恶臭而伤害腹胃,民多疾病。有圣人作,钻燧取火以化腥臊,而民说之,使王天下,号之曰燧人氏。""燧人氏"发明钻木取火,从防寒取暖到加热食物,开启了饮食养生之先河。《庄子·杂篇·盗跖》曰:"古者禽兽多而人民少,于是民皆巢居以避之,昼拾橡栗,暮栖木上。"传说中的"有巢氏"发明巢居,从"冬则居营窟,夏则居橧巢",到后来"高足以辟润湿,边足以圉风寒"的"宫室之法",为起居养生奠定了基础。后来"伏羲氏"倡导遮衣蔽体和营造房室,从此解决了野外生活的防御风寒的问题,起居养生也从此初成。《吕氏春秋·古乐》记载:"昔陶唐氏之始,阴多滞伏而湛积……筋骨瑟缩不达,故作为舞以宣导之。"宣导运动始于远古庆祝狩猎取得收获而跳跃起舞的一种活动。在跳跃起舞时,远古人无意识地发现伸展身体和展胸吐气可以使一天的疲劳因此而减轻,从而意识到以舞宣导可解除病痛。当在野外感受风寒,关节筋骨酸痛时,人们发现自行拍击即可缓解疼痛。这些生活当中的悟性为后来导引术和针灸疗法的形成与发展提供了思路。

中药养生与治疗源于古人寻找食物的经历。古有"神农尝百草,一日遇七十二毒"之说,汤液始祖伊尹及后来的宫廷"食医",均倡导"医食同源",极大地丰富了饮食养生的内容。几千年来,我国劳动人民应用中药养生防病治病,积累了丰富的经验,为百姓的健康发挥了积极作用。

从经验与实践中建立中医养生理论体系

养生是中医学的重要组成部分,是以古代哲学思想为指导,以中医理论为基础。在漫长的历史长河中,历代中医养生学家经过不懈地努力,博采众长,在实践中不断地充实、发展,逐渐形成了较为完备的中医养生理论体系。

秦汉时期,养生的理论已基本形成。《黄帝内经》总结、汇集了先秦时期的各种养生观点,对养生做了系统而精辟的论述,提出了"治未病"的思想。医圣张仲景继承先贤的医学思想,著有《伤寒论》和《金匮要略》。他提出养生的首要原则是"治未病",强调顺应四时的变化,外避虚邪贼风,调护身体,认为"若人能养慎,不令邪风干忤经络,……病则无由入其腠理"。他亦注重饮食养生,认为"凡饮食滋味以养于生,食之有妨,反能为害,……若得宜则益体,害则成疾,以此致危",提出"服食节其冷热,苦酸辛甘不遗"的养生方法。神医华佗创运动健身"五禽戏"和养生长寿方"漆叶青黏散",据载,其弟子吴普、樊阿依其所言,均得以长寿。成书于东汉时期的《神农本草经》共载药365种,分为上、中、下三品,上品为养生所用,有强身补益之功。

南北朝至隋唐时期,养生理论体系不断充实和发展。巢元方的《诸病源候论》专载养生方导引法而独具特色。唐代名医孙思邈著有《摄养枕中方》,提倡综合性的养生方法,为中国养生学说的发展起到了承前启后的重要作用。

宋元明清时期,养生理论体系日趋完善。陈直的《养老奉亲书》对老年人养生做了详尽的论述。尤乘所撰《寿世青编》在总结前人经验的基础上,提出"五脏养生"理论。高濂的《遵生八笺》、冷谦的《修龄要旨》阐述了精神、饮食、起居养生等。

中医养生以"治未病"为原则,以"天人相应"和"整体观"为指导,有精神养生、饮食养生、运动养生、起居养生、环境养生、针灸养生、中药养生等多种养生方法。这些养生方法方便易行,以调和阴阳、滋润脏腑、疏通气血、形神兼养来增强体质、抵御邪气、延缓衰老、颐养天年。中医养生对提高生活质量、预防疾病、延年益寿具有非常重要的作用,深受人民群众的欢迎和喜爱。

❧ 养生之道——顺应四时,天人相应 ❧

养生之道主张修身养性,以清净养神、怡情调神、节欲守神、适度用神、因时用神进行精神调摄;倡导起居以时、劳逸有度、动静结合等有序的生活作息;强调饮食有节、药食同源和后天调理脾肾等。

《素问》曰:"天覆地载,万物悉备,莫贵于人。"《灵枢·岁露论》指出:"人与天地相参也,与日月相应也。"人生存于大自然中,其生产生活与自然环境息息相关,无时无刻不与自然界进行着物质、能量、信息交换。大自然是人类生命的源泉。一年四季寒暑循环,昼夜阴晴变化,都会直接或间接影响人体阴阳、气血、脏腑的生理变化。

养生主张根据自然环境的特点,顺应自然环境的变化进行调摄,与天地阴阳保持协调平衡,使人体内环境与外环境处于和谐状态。如春天阳气升发,夏天暑气蒸腾,容易耗伤体内阳气,宜"春夏养阳":夜卧早起,漫步于空气清新之处,舒展身体,使阳气充盛。秋天燥气伤阴,冬天阴气收藏,人体阴盛于外而虚于内,宜"秋冬养阴":早卧晚起,防寒保暖,避肃杀寒凉之气,使阴精潜藏于内,阳气不至于妄泄。故《素问·移精变气论》曰:"动作以避寒,阴居以避暑。"

日月运行、朝夕晦明的更替,地理区域的燥湿寒温,土质水质的成分差异,都会对人体产生间接或直接的影响,使人体产生相应的生理病理反应,如阴阳消长、气血趋向、腠理开合、脏腑协调、情绪郁舒、脉象沉浮。养生以调整阴阳、调和气血为法,改变体内不稳定状态,以期适应环境周期的变化,避免疾病的发生。

社会政治经济和生态环境也会影响到人的健康。明代李中梓说:"大抵富贵之人多劳心,贫贱之人多劳力;富贵者膏粱自奉,贫贱者藜藿苟充;富贵者曲房广厦,贫贱者陋巷茅茨;劳心者则中虚而筋柔骨脆,劳力者则中实而骨劲筋强;膏粱自奉者脏腑恒娇,藜藿苟充者脏腑恒固。曲房广厦者玄府疏而六淫易客,茅茨陋巷者腠理密而外邪难干。故富贵之疾,宜于补正,贫贱之疾,利于攻邪。"这是说,应针对不同社会环境人群的生理病理差异,采用与之相适应的个体化调治方法。

养生之道重在"治未病"

《素问·四气调神大论》指出:"圣人不治已病治未病,不治已乱治未乱,此之谓也。夫病已成而后药之,乱已成而后治之,譬犹渴而穿井,斗而铸锥,不亦晚乎!"《淮南子》指出:"良医者,常治无病之病,故无病;圣人者,常治无患之患,故无患也。"这是对古代养生"治未病"思想的精辟阐述。

对于养生与健康的观念,在现代人中有两种误区。一种认为自身处于所谓健康状态,疾病与己无关,难以接受养生理念;另一种虽然有健康与养生意识,但忙于自己的事业,难以投入到养生行动中或难以坚持养生。如当前危害人类健康的心脑血管疾病和肿瘤疾病,平时如能注意养生,建立健康的生活方式,均可得到有效的预防或阻断。养生具有投资少、代价低、效果显著的特点。现代一些人由于忽视健康,忽视防范,长期饮食不节,起居无度,用脑过度,导致相关疾病,如突发急性心肌梗死、脑卒中,严重者造成终身残疾,甚至死亡,给家庭和社会带来沉重的负担。人们需要增强健康意识,不断获取健康知识,才能走出健康误区,保护自身健康,延长寿命。

养生之道重在"治未病",应注意防范疾病,平时保持精神愉悦,身体安康;重视"既病防变",当疾病发生时,要及时阻断疾病加重或转变,避免造成严重的并发症、后遗症;强调"病后防复",在疾病康复期,注重提高生活质量和防止疾病复发。

❧ 养生之道——形神兼养 ❧

养生之道主张形神兼养。中医认为人体是形神统一的整体,"形乃神之宅,神乃形之主"。形体为精神活动提供生命的物质基础,精神活动是生命的表现。形体健康,才能保证正常的精神活动;精神健康,才能促进脏腑生理活动功能的发挥。形神统一,相辅相成,构成人体正常的生命活动。

养生中的"养形",首先是指通过调摄饮食,保证人体功能活动所需的能量;其次,劳逸结合,生活规律,注意运动锻炼,使人体气血通畅,脏腑功能得到充分发挥,避暑防寒,避免邪气所伤,防止细菌、病毒传染而导致疾病的发生;再次,节制房事,避免精气过度消耗,保精养神。所谓"养神",指调摄人的精神、意识、思维活动,放松心情,减少或避免不良的刺激,无贪欲,不妄想,保持良好精神状态。

人体各个组织结构相互联系,脏腑功能相互协调,生理病理上相互影响。中国有句古话"牵一发而动全身",说的是人体是个整体,局部问题会影响到全身的变化。机体某些方面失调,就会影响到神志、气血、脏腑的变化。养生强调形体与精神统一。形神兼养,是从整体观出发,通过辨证调摄,保证机体气血正常运行,脏腑器官功能正常和整体统一,以达到防病强身、延缓衰老的目的。

❧ 养生之道——因人、因时、因地、因病制宜 ❧

由于遗传因素、体质、性别、年龄、民族习惯、地理风俗、气候环境、生活方式、社会环境等的差异,以及不同时期人体健康状态存在不同的生理、病理现象,所以,养生并非千篇一律,应因人而异。根据个体的阴阳、气血、寒热、虚实偏差,采用不同的养生方法。因人、因时、因地、因病制宜,辨证调摄,正如《素问·著至教论》所说:"而道上知天文,下知地理,中知人事,可以长久。"

因地理气候不同所造成的饮食差异：北方主寒宜辅于辛热、厚味之品；南方沿海多暑多湿，宜食清凉渗淡品。不同年龄段饮食亦有所差异：儿童、青少年时期饮食应富有营养以促进生长发育；老年期因器官功能减退，宜食清淡多样、富有营养且易于消化的食物；同时，还应根据个体差异或疾病状况选择不同膳食，如糖尿病患者饮食应限制糖类的摄入，高尿酸血症、痛风患者应限制进食高嘌呤类食物，动脉硬化性心脑血管疾病患者应控制高胆固醇食物和动物脂肪的摄入。饮食的个体差异，以平衡饮食为标准，食不过饱，饥不过时。

人体生命过程以新陈代谢维持细胞、组织、器官、系统的生理功能，而适度运动则有利于促进机体活力。所以说，生命在于运动。由于个体差异，运动以形劳而不倦，知寒不觉凉，临温防汗过，不可过度。慎防有益，防微杜渐，以防大患。

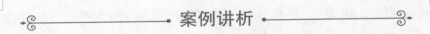

案例讲析

【案1】

陈某，男，50岁，2010年3月就诊。患者诉头晕头痛，心烦不寐5年，每天需服用催眠药才能入睡。平素喜肥腻肉食，嗜烟饮酒，口干便秘。体格检查：血压120/80mmHg，心、肺检查正常。抽血生化检查正常。舌无苔，脉细。

按：患者属于阴虚内热体质，嘱保证每天进食水果、蔬菜，以养阴润肠，戒烟限酒，加服六味地黄丸补益肾阴。后随访上述症状逐渐改善，最终不用催眠药也可以安然入睡。

【案2】

王某，女，30岁，1995年1月就诊。患者诉反复腹泻5年余，长期应用抗生素治疗，病情不能缓解。平素怕冷喜温，饮食清淡，每天都要进食大量水果，三餐以蔬菜为主。生化检查、胃镜肠镜检查均正常。

舌淡苔腻,脉滑。

按:患者属于脾胃虚寒、痰湿内阻。长期进食水果、蔬菜,导致脾胃虚寒,同时,滥用抗生素引发肠道菌群失调。根据患者体质,嘱其停用抗生素,重视纠正饮食偏差,限制水果、蔬菜摄入,进食容易消化的粮食类为主的食物。经调整饮食后,多年的腹泻不药而愈。

养生应避免生活中常见的误区

提高身体素质,科学地生活,维护健康,需要不断学习,吸收新知识。现实生活常常出现的种种误区,日常养生应尽量避免。

（1）过度追求名利,被欲望困扰;过度劳累,损神耗精,导致长期睡眠障碍,自主神经功能紊乱,甚或发生心血管疾病。

（2）不能正确对待世间百态,恼怒、忧郁、思虑、恐惧过度。诱发精神疾患,也是肿瘤疾病发生的诱因。

（3）饮食偏嗜、暴饮暴食、饮酒无度,导致高尿酸血症、高脂血症、脂肪肝、肥胖症、酒精性肝硬化、急性胰腺炎、代谢综合征等疾病发生。

（4）长期吸烟、污染环境、吸他人二手烟,是呼吸道疾病、肺癌发生的重要因素,也是消化道疾病、心血管疾病、内分泌疾病和多种肿瘤发病的诱因。

（5）久坐少动,运动不足,或过度使用手机、电脑,姿势不正确,是肥胖症、颈椎病、腰椎病的发病因素。

（6）运动时间、强度及运动姿势超过人体耐受的生理负荷,可导致低血糖及心肺功能、骨关节、肌肉、韧带损害。

（7）有病怕检查,未能及时得到有效治疗,延误病情;或过度依赖检查和药物,滥用抗生素,造成医源性疾病。

（8）过度使用化学制剂、清洁剂,导致过敏、中毒;家庭过度装修引起环境污染,最终致病。

第二章
管好情绪益健康

养生重在养性。情绪健康是防病治病的关键。"人之性情最喜畅快,形神最宜焕发,如此刻刻有长春之性,时时有长生之情,不惟却病,可以永年"。(《证治百问》)

·₰积极的情绪是健康长寿的重要条件₰·

精神养生的实质,就是以正常、积极的心理状态和良好的情绪去适应环境。通过精神调摄,理性防范,保持心理与生理平衡、身心与环境平衡,可增进健康,抵抗衰老。积极的情绪表现为豁达开朗,心情乐观;消极的情绪表现为孤独烦躁,郁郁寡欢。两种不同的情绪作用于人体则产生养身与损身的不同效果。

积极的情绪能提高人的生命活力,增强人的体力与精力;消极的情绪会降低人的生命活力,削弱人的体力与精力。大量研究资料表明,积极的情绪状态能有效抵抗人的生理衰老,而消极的情绪状态则严重加速人的生理衰老,重者将导致人体各种病理变化出现,甚则直接威胁生命。

保持良好的精神状态是健康的一项重要指标。人的积极情绪包括友爱之心、奉献之心、奋发之心、向上之心。这些情绪使生活充实,是激励人奋进的动力和促进人体健康的因素。因此,对正常积极的情绪应加以科学合理的利用,对于急躁、孤独的不良情绪应尽量避免。

·₰不良情绪是对健康极大的危害₰·

古有"七情致病"之说,如孔明激怒王朗致其暴亡,乃过怒伤身;范进晚年中举而狂,乃过喜伤身;伍子胥为一夜过关急出了满头白发,是忧虑过度;林黛玉终日忧伤致香消玉殒,乃悲思所致。自古以来,人们就认识到情志过度会伤害身体。

过度情绪刺激容易诱发精神疾病。人的正常心理活动是大脑对客观事物的主观反应,有意识、认知、思维、情感和意志行为等活动过程。心理活动异常是由精神因素引发的。当人受到强烈的精神刺激时,机体神经系统处于持久的应激状态,使人出现紧张、多虑、不悦、压抑、恐惧等轻度的心理活动异常。而精神疾病指严重的心理活动异常,又称为"精神障碍"。

笔者曾接诊一位17岁女孩,因学习成绩下降感到羞耻,失去生活信心,出现语言错乱,在转精神病院时,因其家人看管不慎,跳楼而亡,给家人留下终生的悲痛!有一位公司经理,身强力壮,年仅50岁,由于公司经营不善,精神压抑,不能面对现实,自杀身亡,给妻儿留下一大笔债务,造成无法弥补的损失和伤害。

以积极情绪,消除不良刺激,避免对人体的伤害,防止出现异常的心理活动,阻断精神疾病发生的通路,是消除社会和家庭不安定的重要因素。

不良情绪诱发心血管疾病

精神高度紧张和用神过度,常使人心慌胸闷,疲乏无力,头晕目眩,烦躁不安。这是由于神经系统处于应激状态,心脏收缩力加强,心排血量增加,血压收缩压增高。当外周血管阻力增加时,血压舒张压增高;严重者冠状动脉血管痉挛,使心脏供求产生矛盾,出现缺血、缺氧症状。

行为、性格异常和精神紧张与高血压、冠状动脉粥样硬化性心脏病(冠心病)的发病有一定的关系。心血管疾病患者过度紧张、兴奋、焦虑,可诱发心律失常、心绞痛、心肌梗死、脑卒中、动脉瘤破裂,甚至猝死等严重后果。情绪极度变化常是快速性心律失常的诱发因素。

情绪过度激动可造成心肌氧耗量增加,导致短暂的心肌供氧和需氧的不平衡,称为"需氧增加性心肌缺血",亦是心绞痛的发病机制之一。

所以,情绪健康是预防心血管疾病发生的重要因素。

不良情绪易致消化道疾病

中枢神经系统、自主神经系统和肠神经系统的完整性以及它们之间的协调对于胃肠道动力起着重要的调节作用。各种精神因素,尤其是长期高度紧张可以干扰神经的正常活动,通过脑-肠轴引起内脏感觉敏感性和动力异常,导致胃肠功能紊乱。在日常生活中,当人的工作压力过大和精神高度紧张时,会感到疲乏无力、脘腹满闷、恶心欲呕、食欲下降,经胃镜检查,可表现为胃食管反流。

现代研究认为,有些功能性消化道疾病是一种生物-心理-社会因素共同作用的疾病。如功能性食管疾病——癔球症、吞咽困难、弥漫性食管痉挛等,胃、十二指肠疾病——功能性消化不良、神经性嗳气、功能性呕吐、神经性厌食等,肠道疾病——肠易激综合征、功能性腹胀、腹泻、便秘,还有胰、胆管功能紊乱,肛门、直肠功能紊乱等。研究资料还发现,当人动怒时,胃肠黏膜充血发红,运动加强,分泌增多,食物在消化道内运动加快;当人忧伤悲哀时,胃肠黏膜苍白,分泌减少,运动减弱,食物在消化道内运动减慢。情绪过度激动还会影响肝对血液的调节,增加肝的物质代谢负担,使消化、吸收功能紊乱。

功能性消化不良患者生活中,特别是童年期应激事件的发生频率高于普通人群。肠易激综合征患者精神异常发生率高,易产生焦虑、敌意、悲伤、抑郁和睡眠习惯紊乱。相当多的患者有负性事件发生,如失业、家人死亡、婚姻破裂等,这些都是造成心理异常的重要诱因。情绪过度紧张还会引发急性胃炎、胆囊炎等疾病。

所以,健康的情绪可提高消化功能,是避免消化道疾病发生的重要因素。

不良情绪影响肺功能

当人受到严重打击,情绪波动过大,可出现紧张汗出、面色苍白、胸闷气急、心慌心悸。这是因为精神因素通过神经传导,影响肺功能,导致呼吸道通气功能失调,造成氧气吸入和二氧化碳排出功能障碍,继而引发血氧饱和度下降及代谢紊乱。

当换气过度时,血液中的二氧化碳分压降低,可出现手指发麻、肌肉颤动、头痛头晕或晕厥。患有慢性肺病或哮喘病、肺源性心脏病(肺心病)的患者常因精神因素导致呼吸道免疫功能下降,容易出现呼吸道感染而加重病情。又如支气管哮喘,常与情绪因素有关。当焦虑、盛怒、惊恐、情绪激动时,通过大脑皮质和迷走神经反射或过度换气,促使哮喘发作。因此,有人把本病归入"心因性疾病"。

同时,呼吸功能障碍也会出现精神症状。我们常说"人活一口气"。当人的呼吸道通气功能丧失,容易引起忧郁情绪,如急性呼吸功能衰竭,因缺氧出现神经错乱、躁狂、昏迷、抽搐等症状,而慢性呼吸功能衰竭多有智力或定向功能障碍。

所以,精神健康是保证正常呼吸道功能的条件。

不良情绪与肿瘤发生密切相关

中医学认为,肿瘤的发病与情志内伤密切相关。过度情志会引起脏腑功能失调,导致气滞、痰阻、血瘀而发为肿物。如食管癌,中医学认为其乃"膈塞闭绝、上下不通,暴忧之病也"。乳腺癌与"忧思过度,肝气郁结"有关。我国肿瘤疾病流行病学调查发现,恶性肿瘤疾病患者在发病前约76%有明显的心理压力。约56.5%的食管癌患者有忧虑、急躁的消极情绪。精神刺激与胃癌的发生显著相关。

由于情绪过激造成机体应激反应,下丘脑 - 垂体 - 肾上腺功能活动增强,释放大量的激素,干扰了胸腺及淋巴细胞的分化,使机体免疫功能下降。研究人员发现,精神紧张可削弱免疫功能。面临精神压力的动物会发生细胞结构的改变,忧虑会提高肿瘤发病的危险性。在校正了膳食和其他先前认为与肿瘤有关的因素后,得出肿瘤与紧张、压抑的精神状态有关的结论。临床统计资料显示,情绪乐观的患者,耐受各种治疗,恢复率高,治愈率高。相反,情绪悲观的患者,不耐受治疗,恢复率与治愈率均低于情绪乐观者。

⋰€ 精神调摄是养生的重要内容 彐⋱

精,是指受禀于父母的生命物质与后天水谷精微相融合而形成的一种构成人体和维持人体生命活动的最基本物质。中医学的精有多种含义。神是人体的生命表现。精是神的基础,神由精化生,是阴阳相互作用的结果。《灵枢·本神》曰,"故生之来谓之精,两精相搏谓之神",是说人体是男女两精结合的产物,形体获得生命能力表现出"神"的存在。即先天之精养育"神",在成长发育过程中,"神"寄托于后天之精。《素问·六节藏象论》曰:"天食人以五气,地食人以五味。五气入鼻,藏于心肺,上使五色修明,音声能彰;五味入口,藏于肠胃,味有所藏,以养五气,气和而生,津液相成,神乃自生。"心掌管精神。《素问·灵兰秘典论》指出"心者,君主之官也,神明出焉",意思是精神由心主宰。《灵枢·邪客》曰:"心者,五脏六腑之大主也,精神之所舍也。"《素问·宣明五气》云:"心藏神,肺藏魄,肝藏魂,脾藏意,肾藏志,是谓五脏所藏。"在心的主宰下,各个器官各司其职,发挥各自的功能。大脑支配各个器官,各器官与大脑相互协调,形成条件反射。

精神失和是引发疾病的重要因素,精神调摄是防范和治疗疾病的重要手段。《素问·举痛论》曰"百病生于气也",说明疾病与精神关系密切。《素问·生气通天论》云"大怒则形气绝,而血菀于上,使人薄厥",指明了情绪过度发泄的严重后果。华佗《青囊秘录》记载"夫形者神之舍也,而精者气之宅也,舍坏则神荡,宅动则气散。神荡者昏,气散者疲,昏疲之身心,即疾病之媒介。是以善医者先医其心,而后医其身,其次则医其未病。若夫以树木之枝皮,花草之根蘖,医人疾病,斯为下矣",指出精神调摄在疾病治疗中占有重要地位。

关于如何保护精神,养生之道主张要精神内守。如何精神内守、调摄精神,古人早就有明确观点和具体要求。《素问·上古天真论》曰:"是以志闲而少欲,心安而不惧,形劳而不倦。气从以顺,各从其欲,皆得所愿。故美其食,任其服,乐其俗,高下不相慕,其民故曰朴。是以嗜欲不能劳其目,淫邪不能惑其心。愚智贤不肖不惧于物,故合于道。所以能年皆度百岁,而动作不衰者,以其德全不危也。"意思是说懂得精神修养的人,意志安闲,少有欲望,心境安定,没有恐惧,形体虽然劳动,不感到过分疲倦,正气从而调顺。每个人的要求得到满足,吃得美好,穿得也随意,乐于习俗,没有地位高低的羡慕,品格朴素诚实。不正当的嗜好不会干扰他的视听,淫乱邪说不会诱惑他的心志,不论愚蠢的、聪明的、贤能的、不肖的人,不寻求酒色等身外之物,符合精神养生之道。度过百岁动作却没有衰老的现象,是因为掌握了养生的道理,所以不会有疾病的危害。

❧ 精神养生是身心健康的保证 ❧

精神是大脑对周围事物的思维、感知,思想意识的情绪反应。精神养生就是"摄神""养神""调神",是指通过欲养心神,调节人的精神情志活动,来促进心理健康、预防疾病、却病延年的一种养生方法。精神养生强调"形神统一","形"即形体,"神"是人体生命活动的外在表现。形是神的物质基础,神是形的功能表现。"形神统一"是健康的基础。

《灵枢·天年》指出："血气已和，营卫已通，五脏已成，神气舍心，魂魄毕具，乃成为人。"人类是具有丰富情感和复杂思维的高级动物，在不同环境和处境中会出现"怒、喜、忧、悲、思、惊、恐"等"七情"表现。这是人类固有的情感现象。一旦七情过度，就会给身心带来伤害，也就是因神伤形，如激怒伤肝，过喜伤心，忧悲伤肺，久思伤脾，惊恐伤肾。

精神养生是中国古代医学防病治病的重要组成部分，也是养生理论的精髓。《素问·上古天真论》提出"恬惔虚无，真气从之，精神内守，病安从来"理论，认为思想上安定清静，无贪欲不妄想，体内真气就会和顺，精神内守就不会耗散，疾病就不会来侵袭。所以，精神养生强调清净人的精神世界，改变自己的不良性格，纠正错误的认知，使自己的心态平和、乐观开朗、情志豁达、形神兼具。《证治百问》说："人之性情最喜畅快，形神最宜焕发，如此刻刻有长春之性，时时有长生之情，不惟却病，可以永年。"说明精神对身心健康极为重要。健康的生命所表现的精神活动是一种良好的状态。

如何进行精神养生，《庄子·刻意》曰"平易恬淡，则忧患不能入，邪气不能袭，故其德全而神不亏"，意为恬淡心理是健康的保证。养生学家嵇康在《养生论》说"修性以保神，安心以全身。爱憎不栖于情，忧喜不留于意，泊然无感，而体气和平"，提出修身养性的精神养生方法。

清静养神可健康身心

清静是指人的情绪宁静恬淡。《遵生八笺·清修妙论笺》指出："清静二字，清谓清其心源，静谓静其气海。心源清，则外事不能扰，性定而神明；气海静，则邪欲不能作，精全而腹实。"清净养神，则能安"精神"。

精是人体的物质基础，神是生命的功能表现，易于动而致耗，难于静而内守。躁动则引动气血，劳心扰神，损害脏腑，或导致疾病，或早衰短寿。现代生理学分析，情绪过度，可导致神经、内分泌紊乱，血管舒缩功能失调，机体应激性大量消耗能量，可引发体内各种疾病或突发事件。

清静养神，一则保持心神清静，排除杂念，驱逐烦恼，凝神敛思，用心专一，可使思想高度集中而不分散。精神稳定，维护心神的安定状态，有利于保护脑细胞、提高工作和学习效率。《仙籍语论要记》曰："专精养神，不为物杂，谓之清；反神服气，安而不动，谓之静。制念以定志，静身以安神，保气以存精。"清静,可使精气内藏,意志平和,固护正气,抗邪于外,则能防疾祛病,延年益寿。《养生四要·慎动》谓:"心常清静则神安,神安则七神皆安。以此养生则寿,殁世不殆。"二则少私寡欲,意念纯正,不为名利熏昏。人生活在复杂的社会环境及自然环境之中,七情六欲乃人之常情,各种社会矛盾和利益关系不可避免。但要减少各种私心杂念,降低对名利和物质的欲望,避免因此对身心的损耗。清静养神,才能怡情畅志,无杂念忧患,无嗔怒之心,不为个人的利害得失所累,思想轻松,心胸开阔,襟怀坦荡,精神内守,身心健康。

情绪乐观可延缓衰老

保持乐观的情绪是精神养生的重要方法之一。

其一,必须树立"知足常乐"的认知思想。世上总是有"比上不足,比下有余"的客观现象。人有地位高低,生活享受不一,求之无止境。《素问·上古天真论》云:"是以志闲而少欲,心安而不惧,形劳而不倦,气从以顺,各从其欲,皆得所愿。故美其食,任其服,乐其俗,高下不相慕,其民故曰朴。是以嗜欲不能劳其目,淫邪不能惑其心,愚智贤不肖不惧于物,故合于道。"其意为不知足者会徒增烦恼,自讨苦吃,只有知足者才能随遇而安,宽怀自遣,得到心理上的满足。

其二,"笑口常开"。笑是一种有效的精神保健,笑使人快乐,使人心情愉悦,使人长寿。现代生理学认为,笑是一种独特的运动方法。笑能够调节神经功能,促进肌肉运动,加强血液循环,增进新陈代谢。笑是连续性的张口呼吸动作,是一套绝妙的呼吸操,可使肺部扩张,胸肌兴奋,排除呼吸道分泌物,使呼吸道通畅。笑能使交感神经兴奋性增强,出现"快乐的心跳",使心率加快,心肌收缩力增强,心排血量增加。笑能增强迷走神经兴奋性,引起消化液的分泌和消化道的活动,促进食欲,帮助消化与吸收。笑口常开能使人精神振奋,心情舒畅,抒发健康的感情,减轻各种精神压力,驱散愁闷。笑口常开可缓解情绪紧张,消除疲劳,改善睡眠。笑口常开可克服孤独、寂寞,调节生活情趣,还可以提高学习、工作效率。中医学认为,笑为心之声,为喜之形。

《素问·举痛论》曰:"喜则气和志达,营卫通利。"笑口常开可通利营卫,调整气血,疏通经络,协调五脏。《类修要诀·养心要语》说:"笑一笑,少一少;恼一恼,老一老。"意为经常欢笑才能保持心情舒畅。

案例讲析

吴某,女,80岁,厦门人,2020年10月5日初诊。患者因颈部肿块疼痛就诊。经医院检查,诊断为淋巴瘤。患者伴有高血压、冠心病,手术风险大,医院建议中药调理。就诊时耐心安慰患者,鼓励树立战胜疾病的信心,使其放弃思想包袱,减轻心理负担,让精神放松。经中药治疗1个月,症状明显改善。

按:精神健康,形神统一,性情畅快,精力焕发,时时有长生之情,不惟却病,可以永年。精神健康对肿瘤患者有积极作用,是增强免疫、提高抗病能力的重要因素。许多老年人,虽然患有老年病,但他们精神乐观,为疾病康复赢得了时间。肿瘤患者,若保持乐观心态,病情同样可以得到有效的缓解。

心气和平是长寿妙药

心气和平、宽容淡泊是精神养生的基本要素之一。《素问·上古天真论》谓:"圣人者,处天地之和,从八风之理,适嗜欲于世俗之间。无恚嗔之心,行不欲离于世,被服章,举不欲观于俗,外不劳形于事,内无思想之患,以恬愉为务,以自得为功,形体不敝,精神不散,亦可以百数。"其一,在世俗的社会上能够恰当地安排处理自己的嗜好、欲求,使心态平衡;其二,没有愤愤不平和怨恨之心;其三,在内没有无谓地耗费心力的忧患;其四,以恬静淡泊、愉悦旷达为要务。这样身处于天地平和之气当中,身体不会憔悴,精神不会散失。清代养生学家金缨谓:"是惟心平气和,斯为载道之器。"他告诉人们,只有心平气和,宽容淡泊,才能保持心理平衡与身心健康。

心气和平、宽容淡泊的情绪,在生活实践中,一方面,通过自身培育和学习锻炼,提高自身素质和对周围事物的认知水平,克服消极、过激情绪;另一方面,通过人与人交往,取人之长,补己之短,互相学习交流来改变不良性格,调节不当情绪,达到精神自我调摄的目的。

此外,遇事冷静,将心比心,礼让宽容,顺情顺礼,处理好人与人及人与周围事物的关系。

动静结合是调神妙法

动静结合是精神养生调节情绪的方法之一。所谓"动",外指适度的各种活动,如体育运动和文娱活动;内指适度地用脑。动以调神,以动来促进机体各项功能处于旺盛的状态,改善身体循环,提高免疫功能及对外部环境的适应能力,有防衰抗老的作用。所谓"静",内以清静养神,避免心神不宁、情绪紧张、易怒烦躁,保证睡眠与休息;外要有宁静的环境,避免噪声等污染的干扰。静以调神,合理的静可以保证人体细胞物质能量及时得到补充,减少体内的过度消耗。动静结合需根据环境的变化,不同情绪、体质,采用不同的精神养生方式,劳逸结合,用脑有度,使正气固守、精气内藏,邪不可干。

在人漫长的一生之中,常常会遇到困难、逆境、忧愁、烦恼之事,但情绪过度,"忧则失纪,怒则失端,忧悲喜怒,道乃无处"。唐代名医孙思邈的养生要诀是"心诚意正思虑除,顺理修身去烦恼"。《友渔斋医话》教人"当拂逆而善自释",这是消除疑虑、动中求静的养生方法。《灵枢·师传》曰:"人之情,莫不恶死而乐生,告之以其败,语之以其善,导之以其所便,开之以其所苦,虽有无道之人,恶有不听者乎?"这是静态疏导养性的方法。对亲人知己倾诉,尝试不同的活动方式,分散情绪注意力,冷静对待,以静制躁,静而除之。古代的养生调神方法,至今仍然可以借鉴,随时随地调整情绪,保持心态稳定,促进身心健康。

◆· 案例讲析 ·◆

张某,女,66岁,泉州人,2007年6月7日就诊。患者因胸闷咳嗽在医院检查,被诊断为肺癌。经手术治疗后,患者症状不能缓解,疲乏无力,食欲不佳,睡眠障碍,精神恍惚,要求中药治疗。就诊时给予积极开导,鼓励其树立战胜疾病的信心。经中药养血安神、健脾补气调理2个月,不适症状明显缓解。

按：经临床实践，肿瘤患者的情绪治疗很关键。肿瘤疾病早期治疗很关键，而精神健康是预防肿瘤进一步发展的重要因素。通过情绪开导，减轻心理负担，使患者树立战胜疾病的信心，勇于面对疾病。配合中药辨证调理，使人体阴阳平衡，气血通畅，是肿瘤患者带瘤生存的重要条件。

顺时调神是养生的奥秘

中医养生观认为，一年四季气候的变化对人的神志活动有着很大的影响，春"在志为怒"，夏"在志为喜"，秋"在志为忧"，冬"在志为恐"。适时调神，就是顺应一年四季的特点和一日阴阳之气的自然变化规律，对自身做出适当的调整，有意识地调养自己的精神活动。

四季调神

春天，阳气升发，万物复苏，生机盎然，人的精神情志活动要舒展条达，乐观开朗。正如《摄生消息论·春季摄生消息》所说："春日融和，当眺园林亭阁虚敞之处，用摅滞怀，以畅生气，不可兀坐以生他郁。"夏天，阳气最盛，万物蕃秀，开花结果，人的精神情志活动应充沛饱满，不要厌恶夏日气候的炎热。正如《摄生消息论·夏季摄生消息》曰："宜调息静心，常如冰雪在心，炎热亦于吾心少减。不可以热为热，更生热矣。"秋天，万物平定，阳气渐收，阴气渐长，肃杀之气降临，景物萧条。人的精神情志活动应随之收敛，以保持安定平静。正如《摄生消息论·秋季摄生消息》曰："使志安宁，以缓秋刑，收敛神气，使秋气平。"冬天，阳气潜藏，阴气最旺，寒气凛冽，万物生机闭藏。人的精神情志活动亦要顺其闭藏之气，不可轻易耗泄，内伏而不外露。

四时调神

《素问·四气调神大论》曰："使志若伏若匿，若有私意，若已有得。"一日四时人体阳气随之而有出入盛衰的变化。这种变化与四时生、长、收、藏的规律是相符的。适时养生，要根据每日昼夜的时间顺序来调理精神活动。如《素问·生气通天论》曰："故阳气者，一日而主外。平旦人气生，日中而阳气隆，日西而阳气已虚。气门乃闭。是故暮而收拒，无扰筋骨，无见雾露，反此三时,形乃困薄。"每日调神的方法与四时调摄一样,应以阴阳的变化为指导,早上及上午阳气旺盛,神经、内分泌功能增强,人的精神宜振奋向外,朝气蓬勃,适宜工作和学习;暮晚阴气旺盛,阳气收敛,神经、内分泌功能下降,宜休整静息,不宜进行过多的活动或夜生活。

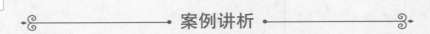

案例讲析

彭某,男,56岁,厦门同安人,2014年1月5日就诊。患者因反复咳嗽、咳痰不愈到医院检查。诊断:中心型小细胞肺癌。医院告诉患者,无法进行手术治疗。患者要求中医药调理。就诊时笔者给予其安慰,鼓励积极配合治疗。患者精神负担减轻,生活质量明显提高,随访,至今正常工作、生活。

按:健康的情绪是战胜肿瘤的重要因素。患者在日常生活中,有意识地调养自己的精神活动,虽然不能手术治疗,但带瘤生存,也一样能很好生活。据笔者回访观察,患者具有非常好的生活质量,每天正常工作和生活,无忧无虑,无人认为他是一位患者。

移情养性胜于服药

情绪过激是疾病发生的重要原因,但在繁华的大千世界,面对复杂的社会环境,人生道路上失意、烦恼、悲伤、沮丧、愤怒的事常常不可避免。学会在不良环境中磨炼周旋,在情绪的波动中保持平静,树立坦然的心境,移情养性,是精神养生方法之一。"移情",就是面对错综复杂的环境,在情志急剧恶化之时,善于自我排解,调节情绪,通过积极的情绪转移,使情志活动不致太过,达到情绪平和稳定,精神状态良好,身心健康不受损伤的目的。移情养生方法主要如下。

自慰法

自慰法是指自我安慰的方法。正如《老老恒言·燕居》曰:"事值可怒,当思事与身孰重,一转念间,可以涣然冰释。"当我们在生活中遇到不愉快、不称心的事时,采用自己安慰自己、自我解脱的办法,退步思量,减轻烦恼,总结经验教训,从中获得启迪、升华,变不愉快为愉快,避免精神损伤,保护身心健康,延缓衰老。

意控法

意控法是指有意识地控制过度情绪的方法。用意念、思维、语言、文字克制情绪冲动,把过度的情绪反应减轻到最低程度。当难急交加,百事临头,应沉着镇静,克制情绪,不为一事而激怒;大喜来临,虽是好事,但不为一得而过喜;面对失败,不为一失而过忧。正如陶弘景所说:"莫大愁忧,莫大哀思,此所谓能中和,能中和者,必久寿也。"

宣泄法

宣泄法是指通过宣泄来排解情绪,防止情志过度伤身的方法。在漫长的人生中,不顺心的事是常常可见的,若强压在心中,会郁郁成疾。可以找亲朋好友倾诉以得到安慰,或引吭高歌、痛哭一场,把郁积的情绪排解发泄出去,或写诗、作文、画画以消除郁结,或通过体育运动消除内心的不良感受。

转移法

转移法是指通过自我调节,强制自己去做一些平时感兴趣的事情,将困扰不解的情绪转移到其他事物上去,变不良情绪为积极情绪的方法。如有意识地唱歌、听音乐、看报纸、逗孩子、进行体育活动等,以求从中得到乐趣,使人恢复平静的情绪,保护身心健康。《寿亲养老新书》提出的"人生十乐",即读书义理、学法帖字、澄心静坐、益友清谈、小酌半醺、浇花种竹、听琴玩鹤、焚香煎茶、登城观山、寓意弈棋。以上均是移情除烦、舒情养性的好方法,有益于健康。

升华法

升华法是指化不良情绪为动力,在逆境中激发情感,奋发有为,谱写人生的辉煌。历史上因屈辱发愤而有所作为的,如周文王被囚演《周易》,屈原放逐著《离骚》,孙子膑脚论《兵法》等,均是在困境中激发精神斗志,使自己做出一番事业,从而改变了人生命运,为历史创造了辉煌。

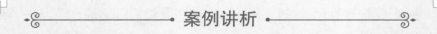

案例讲析

戴某,男,78岁,福建莆田人,2021年3月5日就诊。患者自诉患糖尿病、脑梗死,语言障碍,右侧肢体偏瘫5年,经住院康复针灸治疗

1年,不能恢复正常。就诊时,除给予中药调理配合穴位治疗外,还不断激励他。患者积极配合,一个疗程后能站立,跟我握手。

按:化不良情绪为动力,在逆境中激发情感,是药物所不能达到的效果,说明情绪的疏导非常重要。

❀ 以情胜情是防病法则 ❀

喜、怒、忧、思、恐,谓之"五情"。喜归心而属火;忧归肺而属金;怒归肝而属木;思归脾而属土;恐归肾而属水。根据五行相克理论:木克土,怒(木)胜思(土);火克金,喜(火)胜忧(金);土克水,思(土)胜恐(水);金克木,忧(金)胜怒(木);水克火,恐(水)胜喜(火)。情志相胜疗法,即利用一种或多种情绪去调节、控制、克服另一种或多种不良情绪的心理疗法。情志相胜疗法可使人的心态达到动态平衡,对缓解应激情绪、治疗情志疾病及由情志偏激引起的各种身心疾病具有药物疗法所不能替代的作用。《儒门事亲·九气感疾更相为治衍》曰:"悲可以治怒,以怆恻苦楚之言感之;喜可以治悲,以谑浪亵狎之言娱之;恐可以治喜,以恐惧死亡之言怖之;怒可以治思,以污辱欺罔之言触之;思可以治恐,以虑彼志此之言夺之。"

以怒胜思法

以怒胜思法是利用愤怒情绪来克制思虑过度,调整身心平衡。如《儒门事亲》记载:一富家妇女,因伤心而思虑过甚,二年不寐。张子和以多取其财,饮酒数日不告而去,故意激怒患者,结果,其人大怒汗出,是夜困眠。

以思胜恐法

以思胜恐法采用说理开导等方法,使患者神志清醒,思维正常,理智地分析产生恐惧的原因,逐渐克服恐惧情绪。《愚庐随笔》记载:"孙姓童,一日游寺观,见神像有须,试拔之,得一茎,归告其母。母信佛,吓之曰:'今夜神必来捕汝,其慎之。'童信其言,恐惧万状。入夜果寒热剧作,延某名医往诊,医询得真情,因谓之曰:'神像泥塑者也,拔一须无碍也。'童不信,医佯为愤怒,谓童曰:'我往拔以示汝',旋返,出须示之,童遂悦服,翌日热降病愈,其实医生示看,乃猪鬃也。"

以恐胜喜法

以恐胜喜法利用恐惧情绪来克制过度喜悦的情绪。《续名医类案》记载:李其性的父亲因儿子考中进士等喜事而患笑病,日夜大笑不止十余年。太医叫李的家人假称其子已死,患者听说儿子死了,"恸绝几殒,如是者十日,病渐瘳"。

以喜胜忧法

以喜胜忧法以愉快、喜悦的情绪驱散忧愁苦闷的情绪,以达到心理平衡。清朝一位巡抚郁郁寡欢,家人请来名医为其治病。名医沉思良久,诊断的结果为巡抚患了"月经不调"。巡抚认为这个诊断荒唐可笑,一想起名医的诊断就大笑不止,于是心情逐渐好转。

以忧胜怒法

以忧胜怒法以悲痛、忧愁情绪来控制和克服愤怒情绪,消除情志障碍,以达到心态稳定。

• 案例讲析 •

曾某,男,56 岁,厦门人,2015 年就诊。患者平素情绪急躁,因声音嘶哑,到医院检查,被诊断为舌癌。经手术和放疗、化疗后,出现骨、淋巴转移。就诊时,笔者安慰患者避免情绪紧张,鼓励患者增强战胜疾病的信心,勇敢面对疾病,使患者心情舒畅,精神负担减轻。经中药益气养阴、安神解郁调理后,患者发音交流、食欲、睡眠良好。

按:患者舌癌虽然经过手术、放疗、化疗治疗,肿瘤仍然复发,医院束手无策。但他就诊时信任医生,听从医生的劝告,积极配合治疗,勇于面对疾病的现实,消除不良情绪,故保持着较好的生活质量。

言语关爱是治病良方

语言是一门艺术,是人类社会进步的象征,是人际交流的桥梁,是成功与失败的关键。它影响人的情绪,甚至健康,也是养生生活的重要课题。

现代医学心理学认为,语言通过信息传递反射,直接影响大脑皮质和交感神经、副交感神经、内分泌、免疫功能、血管舒缩,指导情感和行动表达,对人体健康与病痛产生效应。在人际活动中,欢乐的语言让人心花怒放;愤怒的语言使人怒发冲冠;悲哀的语言使人伤感;恐惧的语言让人心情不安。

美好的语言,可以鼓舞斗志,陶冶情操,让人勇往直前,使人快乐无穷。老师谆谆教导的语言,让学生健康成长,使国家未来充满希望。父母鼓励关爱的语言,是子女动力的源泉;儿女充满爱心的语言,给老人带来快乐健康。夫妻包容礼让的语言,使家庭幸福温暖,而互不谦让的语言,则是夫妻分离的导火索。美好、热情、关怀的语言,是构建和谐社会与人类健康的阳光。

语言可以展示一个人的素养,是良善、真诚、丑恶、虚伪的信号。医学研究表明,话语的治疗价值体现在诊断治疗过程中医生与患者的交谈。医生与患者之间的语言,可谓"良言一句三冬暖,恶语伤人六月寒"。孙思邈《大医精诚》指出:"先发大慈恻隐之心,誓愿普救含灵之苦。若有疾厄来求救者,不得问其贵贱贫富,长幼妍媸,怨亲善友,华夷愚智,普同一等。"这是医学人文关爱的体现。医生鼓励、关爱、充满医学人文情怀的语言,会给予患者战胜疾病的信心和希望,是治疗病痛的良方。医生激怒、傲慢、漫不经心的语言,是激发医患矛盾的根源。

·ᘒ 中医辨证分型调理情志 ᘓ·

中药调理情志是根据辨证论治的原则,调治躯体病症,从而解除精神负担,或中药直接对情志治疗而发挥作用。

情志异常,临床多见于自主神经功能紊乱相关疾病,常表现为睡眠障碍、心悸、健忘、头晕等症状。与外界精神刺激、工作压力有关,可导致人体气血、阴阳、脏腑功能失调。常见证候如下。

(1)心脾两虚

症状:不寐心悸、面色萎黄、头晕乏力、口淡无味、食欲不佳。女性月经过多、色淡。舌淡、脉弱。

治则:补益心脾,养血安神。

选方:归脾汤加减。

用药:黄芪、党参、白术、当归、茯神、远志、酸枣仁、龙眼肉、熟地黄、麦冬、五味子。

(2)阴虚火旺

症状:心烦不寐、口干口苦、潮热盗汗、头晕腰酸、五心烦热。舌红、脉细数。

治则:滋阴降火,清心安神。

选方:知柏地黄丸加减。

用药:知母、黄柏、熟地黄、山茱萸、牡丹皮、茯神、泽泻、山药、麦冬、五味子、酸枣仁、珍珠母。

(3)痰热内扰

症状:心烦失眠、头重胸闷、恶心嗳气、口苦多痰、大便溏稀、肢体沉重。舌苔黄腻、脉滑数。

治则:化痰清热,健脾安神。

选方:黄连温胆汤加减。

用药:黄连、竹茹、姜半夏、胆星、茯神、陈皮、枳壳、合欢花、酸枣仁、神曲、薏苡仁、山药。

(4)心虚胆怯

症状:虚烦不寐、入睡易醒、心神不安、胆怯恐惧、遇事易惊、终日惕惕、心悸自汗。舌淡、脉细。

治则:益气镇惊,安神定志。

选方:安神定志丸加减。

用药:党参、五味子、首乌藤、远志、石菖蒲、珍珠母、龙骨、磁石、琥珀、酸枣仁、柏子仁。

情志调理常用中药

(1)合欢花

性味与功效:味甘,性平。养心安神,理气疏郁。

临床应用:烦躁失眠,胸闷气郁。

用量与用法:6～10g,水煎服。

（2）首乌藤

性味与功效:味甘,性平。养心安神,养血通络。

临床应用:心烦失眠。

用量与用法:9～15g,水煎服。

（3）酸枣仁

性味与功效:味甘、酸,性平。养心安神,益阴敛汗。

临床应用:失眠头晕,心悸,期前收缩。

用量与用法:10～30g,水煎服。

（4）郁金

性味与功效:味辛、苦,性凉。清心凉血,祛瘀止痛,理气解郁,利胆退黄。

临床应用:镇痛催眠,宽胸行气,利胆退黄。

用量与用法:10g,水煎服。

（5）远志

性味与功效:味苦、辛,性温。安神,祛痰。

临床应用:失眠心悸,咳嗽痰多,乳腺炎。

用量与用法:10g,水煎服。

（6）柏子仁

性味与功效:味甘、辛,性平。养心安神、润肠通便。

临床应用:失眠心悸,大便秘结。

用量与用法:10～15g,水煎服。

（7）珍珠母

性味与功效:味甘、咸,性寒。镇心安神,清肝定惊,清热解毒,明目除翳。

临床应用:心悸失眠,高血压。

用量与用法:10～30g,先煎。

（8）龙骨

性味与功效:味甘、涩,性平。镇静安神,收敛固涩。

临床应用:心悸失眠,遗精遗尿。

用量与用法：10 ～ 30g，先煎。

（9）磁石

性味与功效：味辛，性寒。镇静安神，纳气平喘，益肾潜阳。

临床应用：心悸失眠，白内障。

用量与用法：15 ～ 30g，先煎。

（10）牡蛎

性味与功效：味咸、涩，性微寒。镇静安神，平肝潜阳，收敛固涩，软坚散结。

临床应用：烦躁失眠，遗精遗尿，眩晕多汗。

用量与用法：15 ～ 30g，先煎。

（11）琥珀

性味与功效：味甘，性平。镇惊安神，通淋化瘀。

临床应用：心悸失眠、健忘，血淋。

用量与用法：1 ～ 1.5g，研末吞服。

◦ଃ 情志调理常用穴位 ℨ◦

穴位调畅情志，通过经络按摩，以疏通气血、调整阴阳、改善脏腑功能，使神经、内分泌功能得到调节，是情绪障碍自我保健的疗法。本方操作简便，易于掌握。

百会

百会属督脉经穴，为百脉相通穴，诸阳之会。

定位：人体的头顶正中，两耳角直上连线中点（图 2-1）。

适应证：失眠焦虑、头晕目眩等。

操作：用中指指尖顺时针方向和逆时针方向按摩各 2 ～ 3 分钟。

神门

神门属手少阴心经穴位之一。

定位：腕掌侧横纹尺侧端，尺侧腕屈肌腱的桡侧凹陷处（图 2-2）。

适应证：失眠心悸、怔忡健忘、胸闷胁痛等。

操作：用拇指指尖按压神门穴 30 次，以感觉酸胀为度。

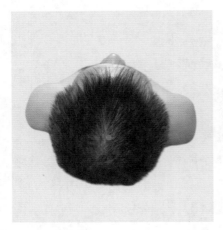

图 2-1　百会

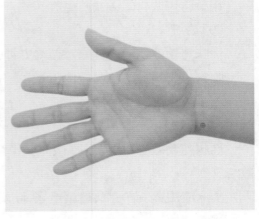

图 2-2　神门

内关

内关属手厥阴心包经穴位。

定位:前臂掌侧,当曲泽与大陵的连线上,腕横纹上 2 寸(图 2-3)。

适应证:心痛心悸、胃痛呃逆、胸闷失眠。

操作:用双手拇指指尖分别按压对侧内关穴,按揉 30 次,以有酸胀感觉为度。

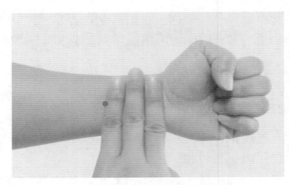

图 2-3　内关

劳宫

劳宫属手厥阴心包经穴。

定位:手掌心第 2、3 掌骨之间,握拳屈指时中指指尖处(图 2-4)。

适应证:胸胁满闷、心痛心悸等。

操作:用拇指按揉本穴 30 次,以感觉胀痛为宜。

涌泉

涌泉为足少阴肾经的首穴。

定位:足前部凹陷处第 2、3 趾趾缝纹头端与足跟连线的前 1/3 处(图 2-5)。

简易取穴:足跖屈卷足时,在足心前三分之一的凹陷中。

适应证:头晕眼花、耳聋耳鸣、腰腿酸软等。

操作:用拇指按揉 3 分钟,以足心有发热感为度。

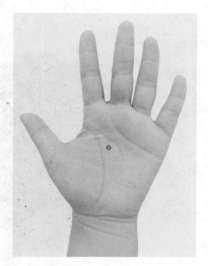 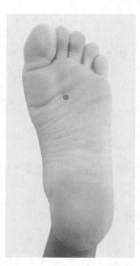

图 2-4　劳宫　　　　　　　　图 2-5　涌泉

心俞

心俞属足太阳膀胱经穴。

定位:背部第 5 胸椎棘突下,旁开 1.5 寸(图 2-6)。

适应证:心悸失眠、胸闷胸痛等。

操作:一手握拳用食指腕关节尖分别揉按同侧心俞穴 2 ~ 3 分钟,力度适中,以感觉酸胀为度。

肾俞

肾俞属足太阳膀胱经。

定位:第 2 腰椎棘突旁开 1.5 寸处,与腹部脐齐平(图 2-7)。

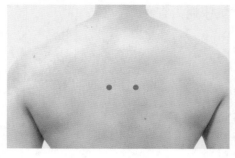

图 2-6 心俞

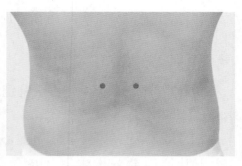
图 2-7 肾俞

适应证：头晕耳鸣、腰背酸痛、遗精遗尿、阳痿早泄、小便不利、月经不调。

操作：用双手叉腰，用拇指指尖揉按本穴 2～3 分钟，力度均匀，以感觉酸胀为度。

风池

风池属足少阳胆经穴。

定位：胸锁乳突肌与斜方肌上端之间的凹陷中，平风府（图 2-8）。

适应证：眩晕耳聋、失眠头痛、颈部酸痛等。

操作：以拇指揉按 2 分钟，以局部感觉酸胀为宜。

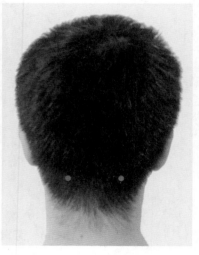
图 2-8 风池

合谷

合谷属手阳明大肠经之原穴。

定位：手背第 1、2 掌骨间，桡侧的中点处（图 2-9）。

适应证：头痛耳聋、口眼歪斜、牙齿疼痛等。

操作：用拇指按揉 2 分钟，以有酸胀感觉为度。

足三里

足三里属足阳明胃经，为调理脾胃要穴。

定位：小腿前外侧，犊鼻下 3 寸，距胫骨前缘一横指（图 2-10）。

适应证：脾不健运之失眠、胃痛恶心、腹胀泄泻等。

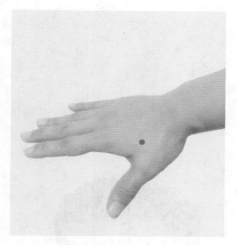

图 2-9　合谷

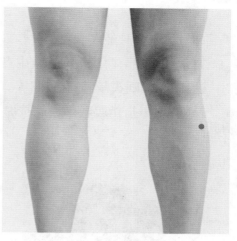

图 2-10　足三里

操作：用大拇指或中指按压，每次每穴按压 3～4 分钟，以有酸胀发热感为度。

太冲

太冲属足厥阴肝经穴。

定位：足背第 1、2 趾骨间，跖骨结合部前方凹陷中（图 2-11）。

适应证：头痛眩晕、心悸失眠、月经不调、下肢无力等。

操作：用拇指点按本穴 30 次，力度连续均匀，由轻渐重。

太阳

太阳属于经外奇穴。

定位：前额两侧耳郭前方，眉梢与外眼角中间向后延线 1 寸凹陷中（图 2-12）。

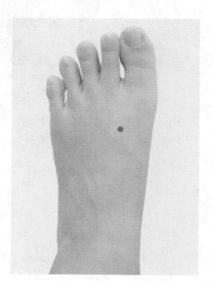

图 2-11　太冲

适应证：失眠焦虑、头晕目眩、神经血管性头痛、疲劳综合征等。

操作：用两手中指同时着力，顺时针方向揉按约 2 分钟，然后逆时针方向揉按约 2 分钟，以局部有酸胀感为度。

印堂

印堂属于督脉经穴。

定位:面额部,两眉头间连线中点(图2-13)。

适应证:失眠头晕、鼻塞目眩等。

操作:用中指指腹轻揉回旋按摩,力度适中,按压3～5分钟,以局部有酸胀感为宜。

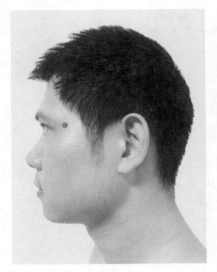

图2-12　太阳

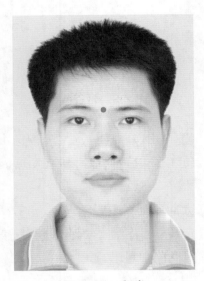

图2-13　印堂

第三章

合理膳食重平衡

　　"民以食为天"。饮食营养是维持机体正常生理功能的基础,是促进生长发育、增强体质、提高免疫力、防范疾病、抵抗衰老的保证。

中医学认为,精、气、血、津液是人体的物质基础和生命之源。人体精气是秉受于父母的生殖之精,由后天的饮食营养所供养。脾为后天之本,气血生化之源。人在出生之后,所有的生命活动,有赖于后天脾胃摄入营养物质。食物通过脾的运化生成水谷精微物质,将水谷精微物质向上向外输布,促进气、血、精、津液的生成,供给五脏六腑、形体百骸,保证整体功能的正常发挥。

饮食与人体健康关系密切。《汉书·郦食其传》曰:"王者以民为天,而民以食为天。"说明人类早就认识到饮食对人体健康的作用。"真气耗竭,五脏衰弱,全仰饮食以资气血。"所以,饮食营养是人类生存、增强抗病能力、抵抗衰老、延年益寿的前提,是应对疾病的重要条件。

饮食养生是"天然疗法"

饮食养生从整体观、辨证观、体质学说出发,根据不同人群的体质及人体生命阶段的不同生理特点及个体病理现象,因时、因地、因人、因病制宜,利用食物的各种性能与营养或辅助药物食疗来维护健康,促进生长发育,增强体质,抵抗衰老,延年益寿。

关于饮食的作用,唐代孙思邈在《备急千金要方·食治》中指出:"食能祛邪而安脏腑,悦神,爽志,以资气血。"饮食营养是保持人体健康的基本条件,同时也是人体正常生理功能的需要。合理的饮食有辅助正气、抵抗邪气、补充气血、增强脏腑功能的作用。

饮食养生有别于一般的药物治疗,是易于人们接受和能较长时间应用的天然疗法。这正是饮食养生的重要意义。

饮食养生文化源远流长

中国的饮食养生文化源远流长。《淮南子·修务训》记载"神农尝百草之滋味,水泉之甘苦,令民知所避就,当此之时,一日而遇七十毒"。这是反映我国古代劳动人民寻找食物的史实,也是饮食养生的萌芽。

经过长期的生活实践和大胆尝试,我们的祖先发现了谷类和动物类食材,从此有了稻、麦、蔬菜的种植和家畜的饲养,极大地丰富了人类的饮食种类。自从燧人氏发明了火,人类就有了吃熟食的习惯,揭开了饮食营养和饮食烹调的序幕。后来人们日益注重饮食的营养和膳食的调配,提出了"六饮、六膳、百馐、百酱"和饮食宜忌、四季饮食养生等观点。随着人类生活实践的发展,汤液应用于养生生活,伊尹的《汤液经》是我国最早的食疗著作,之后《食疗本草》《饮膳正要》等专著相继问世。饮食养生文化已成为我国传统养生文化的重要组成部分。

✥饮食养生顺应四时,天人相应✥

饮食养生是根据"天人合一"观点来决定饮食,达到调整阴阳、协调脏腑、强身健体、防病延年的目的。

人生活于天地之间,自然环境与人相通相应,与人体生理变化息息相关。如地理位置所处东、南、中、西、北方位,一年有春、夏、长夏、秋、冬季节的变化,这些给人们带来了温、热、湿、燥、寒的感受,并对人体生理方面产生不同的影响。人体的体质方面有寒、热、虚、实不同表现和脏腑的气、血、阴、阳偏盛偏衰的动态变化。

饮食养生就是根据食物的"四气"(寒、热、温、凉)和"五味"(酸、苦、甘、辛、咸)与"升、降、沉、浮"的不同特性,从整体观与辨证观的角度采用"寒者热之""热者寒之""虚则补之""实则泻之"的方法,以"补其不足""泻其有余"来调整人体功能,使气血匀和、阴阳平衡,达到强身健体、防病治病、延年益寿的目的。《素问·阴阳应象大论》指出:"形不足者,温之以气;精不足者,补之以味。"根据饮食的气味特点,补充营养,养精补形,调整阴阳。合理饮食使人体气血旺盛,脏腑功能活跃,抗病能力提高。

实质上,饮食养生就是充分利用食物的不同营养成分特点,来补充人体生命活动与细胞代谢的需要。同时根据个体差异和不同的生理病理变化,确定人体的需求,选择不同的食物,达到饮食平衡、增强体质、防治疾病、延缓衰老的目的。《素问·藏气法时论》曰:"五谷为养,五果为助,五畜为益,五菜为充,气味合而服之,以补精益气。"说明饮食对人体健康的作用,饮食养生是防病健身的重要途径。

现代临床医学研究发现,人体需要的饮食营养成分主要包括蛋白质、糖类、脂肪、各种矿物质、维生素、膳食纤维和水分等。其中,蛋白质、糖类、脂肪是人体能量的主要来源。人体如缺少某些食物成分,会引发疾病。如蛋白质摄入不足,会导致营养不良,出现水肿、虚弱、发育不良、表情淡漠、体力下降、头发变色变脆且容易脱落等症状;糖类缺乏会导致低血糖;磷脂缺乏会造成细胞膜的结构受损,使毛细血管的脆性和通透性增加,导致皮肤细胞水代谢紊乱而产生皮疹;维生素缺乏会引起夜盲症、口腔炎、脚气病、坏血病、软骨症等疾病;缺钙会发生佝偻病、更年期骨质疏松;缺碘会出现甲状腺肿;缺锌和钼会导致发育不良;缺硒是发生克山病的重要原因;缺铁易引起贫血等。

根据体内缺少的食物成分,及时补充,可以预防和治疗疾病。早在1000多年前,中医就开始用动物肝脏预防夜盲症;用海带预防甲状腺肿;用谷皮、麦麸预防脚气病;用水果、蔬菜预防坏血病等。根据食物性味,用绿豆汤预防中暑,用葱白、生姜预防感冒,用山楂、茶叶降低血脂,预防动脉粥样硬化。

饮食的功能是根据人体需要,补充饮食营养成分,使人体气血旺盛,脏腑功能活跃,用于防病与保健,提高抗病能力。根据饮食的功能,发挥其独特的优势,达到强身健体的目的。

饮食养生因人而异,因地制宜

饮食养生因人而异,因地制宜。人体有阴阳、寒热、虚实等体质偏差,要根据个体特点调节饮食。阳虚忌寒凉,宜温补;阴虚忌温热,宜滋补。如体质属虚寒者,宜选择热性食物,如羊肉、生姜、韭菜等,忌凉性食物,如萝卜、白菜、梨等。体质属实热者,宜选择凉性食物,如萝卜、白菜、梨等,忌热性食物,如羊肉、生姜、韭菜等。

人体的生理、病理状况不同,选择食物也应有所区别。如肥胖者宜选择清淡饮食,低盐少脂,以素食、水果为宜;大便秘结者可选择含油脂的植物种子或富含纤维素的菜根之类;而胃肠功能紊乱、消化和吸收不良者,应控制蔬菜、水果的摄入,以免加重胃肠负担;动脉粥样硬化、冠心病、高血压、高脂血症、脂肪肝患者,要限制摄入高胆固醇和动物脂肪;痛风患者应严格限制饮酒并控制进食动物内脏与海产品等高嘌呤类食物;骨质疏松者提倡进食禽蛋和牛奶等食物,从膳食中补充钙;糖尿病患者应控制糖类的摄入。

根据人体阴阳、寒热、虚实不同体质特点和潜在疾病差异调节饮食,达到增强体质和提高抗病能力的目的,是指导人类养生生活与规范慢性病管理的原则,也是提高生活质量的保证。

❧ 饮食养生是治疗疾病的良方 ❧

用食物治疗疾病是人们长期生活实践的结果,属于无毒副作用的治疗方法,深受人们的赞赏和推崇。《千金要方》记载:"食能排邪而安五脏,悦神爽志以资气血,若能用食平疴,释情遣疾者,可谓良工。"《养老奉亲书》曰:"高年之人,真气耗竭,五脏衰弱,全仰饮食以资气血。"人体生理功能正常、阴阳平和是健康的标志,阴阳失调是导致疾病的根本原因。饮食养生治疗疾病,体现在以下四个方面。

其一,根据阴阳偏差,适时调整,分别采用扶阴育阳、育阴潜阳、阴阳双补等方法。如阳虚宜温补阳气,选用羊肉、牛肉、狗肉、干姜等甘温、辛热食品;阴虚宜养阴生津,选用百合、银耳、梨子、甲鱼、淡菜等甘凉食品。

其二,用血肉有情之品滋补脏腑,如鸡汤用于虚劳,当归牛肉汤用于产后血虚,牛乳用于康复调理,紫河车用于补肾强身,猪脑、髓用于补脑益智。食补方面,如粳米健脾和胃、润肺养阴;荔枝疗病后津伤体虚;黑芝麻用于补血、生津、润肠、乌发;银耳用于肺阴不足,津亏阴虚;花生用于乳汁缺乏、营养不良等。

其三,泻实安脏腑,如山楂消食滞、大蒜用于痢疾、赤小豆用于治疗水肿、鳗鱼用于肺痨、藕节用于咯血、猪胰腺用于消渴,如薏苡仁祛湿,蜂蜜润便等。

其四,根据食物与体质状况调理,热者寒之,寒者热之。如梨汁、藕汁、橘汁清热止咳,养阴生津;西瓜、凉茶清热利尿;芫荽、荆芥清热解毒;赤小豆、白扁豆清热除湿;萝卜、甘草用于外感咽痛等。炮姜温中、桂圆补血等。

❧ 平衡饮食是饮食养生的基本原则 ❧

建立膳食平衡,是根据个体性别、年龄、体力劳动或活动所需要的热量,按照营养的需求来调整膳食营养,提供种类、数量、比例适当的饮食结构,以满足人体生理消耗所需要的能量。

"平衡饮食"既要保证人体热量的需求,又要防止营养过剩或营养缺乏。不平衡的饮食,表现为饮食营养摄入不足,或过量与过度饮食,或饮食结构搭配不合理。饮食摄入与机体消耗保持平衡,注意各种饮食成分互相搭配,是健康的保证。如进食蛋白质不足,可出现易疲劳、周身无力,易致生长发育迟缓。糖类摄入不足,会出现头晕,工作效率低下。脂肪进食不足,会出现消瘦。饮食中各种维生素缺乏,可出现相应的疾病。饮食营养过度,有如"洪涝成灾,万物腐朽",多余的物质储积于体内成为有害产物,是代谢综合征的发病原因。

平衡饮食是免疫功能正常的基本条件,是强身健体,防止抵抗力下降、避免疾病发生的重要环节。平衡饮食是饮食养生的基本原则。

❧ 饮食有节,利于健康 ❧

人体健康需要有物质营养提供保证,然而,饮食无度是疾病发生的重要因素。《素问·痹论》曰:"饮食自倍,肠胃乃伤。"指的是饮食过量影响胃肠道消化功能。《商子》谓"饮食有节",强调饮食有度有利于健康,饮食无节损害身体。《备急千金要方》曰:"不欲极饥而食,食不可过饱;不欲极渴而饮,饮不可过多。饱食过多,则结积聚;渴饮过多,则成痰癖。"这是指饮食过度会损伤正气,诱发疾病。

饮食要根据自身的情况来决定,并结合日常生活、工作性质养成良好的饮食习惯。如白天活动量大,脑细胞耗能高,基础代谢旺盛,各种消化腺分泌消化酶、消化液增多,机体对食物营养需要量多,消化、吸收功能比较活跃,要保证足够能量的需求,摄入富含蛋白质、一定的脂肪和高热量的饮食。晚上机体处于休息状态,活动较少,体内代谢下降,消耗能量减少,要控制食物摄入,应进食热能较低、易于消化的食物。一般情况,早餐占全天总热能的 30% ～ 35%,午餐占全天总热能的 40%,晚餐占全天总热能的 25% ～ 30%。《素问·上古天真论》曰:"食饮有节,起居有常,不妄作劳,故能形与神俱,而尽终其天年,度百岁乃去。"

饮食自倍,脾胃乃伤,饮食有节,利于健康。合理饮食很重要,饮不可过多,食不可过饱,是保持人体健康、精力旺盛的根本。

合理饮食是健康的基本条件

合理饮食是健康的基石。糖尿病、高血脂、高血压、动脉硬化、高尿酸血症、脂肪肝、结石病、肥胖症、代谢综合征、肿瘤疾病等均与不合理饮食密切相关。

健康饮食,提倡"饮食以时、定时就餐"。一日三餐过程,是人体大脑神经反射支配下的消化、分泌器官效应的复杂而有序的过程。打乱了这个规律,容易造成整体内环境的不稳定和消化功能紊乱。"饥饱无时",常使人无精打采,体力疲乏,久而久之可导致胃肠疾病的发生。"暴饮暴食",是对消化器官的致命打击,由此暴发急性胆囊炎、胰腺炎等。"进食生冷",脾胃虚弱。消化功能较弱的人容易发生反流性食管炎、肠道功能紊乱。"过度热食",是损伤食管的因素。因食管没有温觉感受器,过度热食将不知不觉导致食管烫伤。这种长期不当的饮食习惯,容易诱发食管不良病变。

饮食不当是当前许多疾病发生的重要原因,成为威胁人类健康的不良因素。提倡合理饮食,避免饮食不当,防患于未然,是保证人体健康的基本条件。

良好的饮食习惯是健康的保证

养成良好的饮食习惯,如饭前洗手、进食用心专一、食后漱口、避免饱食即卧等,有益于人体健康,是健康的重要保证。

食前洗手,是防止疾病传染和保证饮食卫生的基本要求。不食腐败变质、细菌污染和化学污染的食品,防止病从口入,避免急性与慢性中毒。

进食用心专一,情绪怡愉,可促进消化和吸收。古曰"食不语""食勿大言"。把注意力集中到饮食方面,避免与饮食无关的活动,如边进食边玩手机或看书等习惯,会影响大脑神经活动、消化道运动。而情绪怡愉,细嚼慢咽,品尝食物的美味,可以保证大脑中枢的稳定与消化器官的功能协调,形成良好的条件反射,使胃肠正常运动,消化酶充分分泌,食物的营养得到充分的消化和吸收。

养成食后漱口的习惯。进食后,口腔容易残留食物残渣,如不及时清除,可导致龋齿、口腔异味。漱口可用清水或温水,茶水漱口更妙。

古曰:"饱食即卧,生百病也。"此外,饭后也不宜进行激烈活动和马上洗澡。

"中国居民平衡膳食宝塔"是健康的指南

目前,中国营养学会修订完成了《中国居民膳食指南(2022)》(简称《指南》)。《指南》是健康教育和公共政策的基础性文件,是国家推动食物合理消费、提升国民科学素质、实施健康中国 - 合理膳食行动的重要措施。为方便百姓应用,同时还修订完成了中国居民膳食宝塔(2022)。

中国居民膳食宝塔是根据《指南》,结合中国居民的膳食结构特点设计的。它把平衡膳食的原则转化成各类食物的数量和所占比例,并以直观的宝塔形式表现出来,告诉居民食物分类的概念及每天各类食物的合理摄入范围,每日应吃食物的种类及相应的数量,对合理搭配平衡膳食进行具体指导,便于群众理解和在日常生活中实行。宝塔各层位置和面积不同,这在一定程度上反映出各类食物在膳食中的地位和应占的比重。

中国居民平衡膳食宝塔共分五层:谷薯类食物位居底层,每人每天应摄入谷类 200 ~ 300g(全谷物和杂豆 50 ~ 150g),薯类 50 ~ 100g。第二层,蔬菜和水果类,每人每天应分别摄入蔬菜 300 ~ 500g 和水果 200 ~ 350g。第三层,动物性食物,每人每天应摄入 120 ~ 200g,每周至少食用 2 次水产品,每天 1 个鸡蛋。第四层,奶及大豆和坚果,成年人平均每天奶及奶制品摄入 300 ~ 500g,大豆及坚果类共摄入 25 ~ 35g;第五层,烹调油和盐,成年人平均每天烹调油不超过 25 ~ 30g,食盐摄入量不超过 5g。

每天的膳食应包括谷薯类、蔬菜水果类、畜禽鱼蛋奶类、大豆坚果类等食物。平均每人每天摄入 12 种食物，每周 25 种以上。蔬菜水果是平衡膳食的重要组成部分，吃各种各样的奶制品，经常吃豆制品，适量吃坚果。鱼、禽、蛋和瘦肉摄入要适量。少吃肥肉、烟熏和腌制肉食品。

各年龄段人群都应天天运动、保持健康体态。坚持日常身体活动，每周至少进行 5 天中等强度的身体活动，累计 150 分钟以上。足量饮水，成人每天 7 ～ 8 杯（1500 ～ 1700ml），提倡饮用白开水和茶水。

人体生命的物质基础——蛋白质

蛋白质是人体生命的物质基础。蛋白质是构成人体细胞和组织的主要物质，也是人体重要的生理活性物质。

蛋白质每天都在不断地分解与合成，以达到人体组织蛋白不断更新和修复的相对平衡状态。正常成人每天有 3% 的蛋白质被更新，其中肠道和骨髓更新速度较快。蛋白质由碳、氢、氧等元素组成，当机体需要时，蛋白质被代谢分解利用。

蛋白质广泛存在于动植物食物中，动物食物如鱼、肉、禽、蛋、奶类，植物食物如豆类、谷类和干果等。植物食物中的蛋白质利用率较低，动物食物中的蛋白质含量较高，质量好，利用率高，但富含饱和脂肪酸和胆固醇，所以，两者应相互搭配，才有利于人体健康。食物蛋白质经过人体摄取、消化、吸收而被利用。

蛋白质摄入不足，会引起体力不足、免疫力下降。蛋白质摄入过多，会加重肾脏负担，若肾功能不全，则加重病情。动物蛋白质摄入过多，还会造成含硫氨基酸摄入过多，加速骨骼钙的丢失，导致骨质疏松。

蛋白质是人体生命的物质基础，是维持生命过程的基本保证，是构成人体细胞、组织的重要物质。合理饮食，保证蛋白质在机体发挥应有的作用，是强身健体、延缓衰老的重要条件。

人体能量的主要来源——糖类

糖类是生命活动的必需物质，由碳、氢、氧 3 种元素组成，分为单糖、双糖、寡糖、多糖。糖类主要存在于谷类、豆类、薯类等食物中。

食物中的糖类在消化道经酶的转化逐步水解为单糖被人体吸收，以糖原的形式贮存在肝脏和肌肉中。当机体需要时，肝脏中的肝糖原分解为葡萄糖进入血液循环，维持正常的血糖浓度，为机体提供能量需要。如心脏活动、脑和神经组织传导、器官和细胞活动，都需要能量提供。

糖类是人体能量的主要来源，是生命的动力。如糖类摄入过低，会出现低血糖昏迷、休克、体力不足。糖类摄入过多，可引起肥胖、血脂和血糖升高，发生糖尿病。

糖类也是构成机体组织的重要成分之一，如结缔组织中的黏蛋白、神经组织中的糖脂和细胞表面具有信息传递功能的糖蛋白，都是寡糖复合物。DNA 和 RNA 含有大量的核糖，在遗传中起重要的作用。当人体摄入足够的糖类，可以防止体内和膳食中的蛋白质转化为葡萄糖，减少蛋白质的分解；同时，也可防止脂肪代谢分解不全产生的酮血症，保持机体代谢相对稳定的状态。

饮食中的糖类是人体能量来源的必需物质，是维持人类生命活动的物质基础，也是构成机体组织的重要成分之一。合理进食含糖类的饮食，是增强体质和抗病能力的需要。

人体不可缺少的营养物质——脂类

膳食脂肪主要来源于动物的脂肪组织和肉类以及植物种子。脂类包括甘油三酯、磷脂、胆固醇类。食物脂肪的主要消化场所在小肠，来自胆囊中的胆汁首先将脂肪乳化，胰腺和小肠分泌脂肪酶进行水解，小肠吸收后直接进入血液。

脂类是机体能量的来源。在人体摄入能量过多不能及时被利用时，即转变为脂肪贮存起来。当机体需要时，脂肪被分解，释放出能量以满足机体需要。人体休息状态下，60% 的能量来源于脂肪，在运动或长时间饥饿时，脂肪为机体提供更多的能量。

脂类也是机体组织结构的重要成分。如必需脂肪酸必须通过食物提供，是合成前列腺素的前体。前列腺素分布在许多器官中，在神经刺激的传导、血管扩张和收缩、肾脏水液排泄过程中发挥作用。磷脂是细胞膜的主要构成成分，是细胞维持正常功能不可缺少的重要部分。胆固醇是人体内许多重要活性物质的合成材料,在体内转化为胆汁、性激素、肾上腺皮质激素、维生素 D 等。

脂肪还有维持体温、帮助机体更有效地利用糖类合成和节约蛋白质的作用,可促进脂溶性物质的吸收和调节人体代谢、免疫、生长发育等生理过程。适度进食脂肪,是人体健康的需要;过度进食脂肪是许多疾病发生的因素。合理摄取脂肪,可有效地利用糖类合成和节约蛋白质,调节人体代谢、免疫等生理过程。

生命过程中的重要物质——维生素

维生素在能量产生的反应中以及调节机体物质代谢过程中起着十分重要的作用,是生命过程中不可缺少的物质。保证各种维生素的摄入,是增强抗病能力不可缺少的条件。

大多数维生素在体内不能合成,也不能大量贮存于机体组织中,必须经常由食物提供。少数维生素,如烟酸、维生素 D 可由机体合成,维生素 K 和生物素可由肠道细菌合成,但不能满足机体需要,也必须从食物中获取。

维生素主要来源于蔬菜和水果,分为水溶性和脂溶性两大类。水溶性维生素包括维生素 B_1、维生素 B_2、维生素 B_6、维生素 B_{12}、烟酸、叶酸、泛酸、生物素、维生素 C 等,脂溶性维生素有维生素 A、维生素 D、维生素 E、维生素 K 等。

维生素缺乏可产生多种疾病,如夜盲症、毛囊角化病、佝偻病、骨质疏松症等。

人体健康的重要物质——微量元素和膳食纤维

微量元素

微量元素包括铁、锌、铜、锰、铬、硒、钼、钴等。这些元素在人体内的含量微乎其微,但是却对维持内分泌平衡和身体基础代谢有重要作用。微量元素在体内不能合成,必须从饮食中获取。随着机体新陈代谢,每天都有一定量的微量元素随粪便、尿液、汗液、头发、指甲及皮肤黏膜脱落排出。因此,这些物质必须不断从膳食中补充。

微量元素在体内发挥不同的功能,相互之间存在协同和拮抗作用。过量的锌影响铜的代谢;过量的铜可抑制铁的吸收。

微量元素是人体中酶、激素、维生素等活性物质的核心成分,许多微量元素与癌症、心血管疾病和人类寿命关系密切。微量元素有调节人体生理功能的作用。如铁参与组成血红蛋白、肌红蛋白,参与运输和储存氧;锌、铁、锰与多种酶有关。

缺锌表现为生长发育迟缓、食欲减退、性功能下降、伤口愈合缓慢、夜盲症、抑郁症、脱发等;缺铁表现为贫血、精神萎靡、记忆力减退。微量元素过多也会导致疾病,如铁过剩,容易在心、胰腺、肝脏、睾丸沉积,导致纤维化,造成心肌损害、糖尿病、性功能不全、肝硬化等;铜过剩,容易在脑的基底核和肝脏中沉积,出现神经症状和肝硬化;锌过剩,会出现恶心、呕吐等症状。

膳食纤维

膳食纤维具有增强肠道功能、保护肠道健康、促进肠道蠕动和吸水膨胀等特性,使肠道平滑肌保持一定的张力和粪便体积增加和变软,有利于粪便排出。同时,可溶性纤维可减少小肠对糖的吸收,各种纤维可吸附胆汁酸、脂肪等而使其吸收率下降,达到控制体重和减肥的效果。天然食物豆类、谷类、水果、蔬菜是膳食中的纤维来源。

微量元素和膳食纤维是人体健康不可缺少的重要物质,具有防病治病功能。根据人体的需要,合理补充微量元素和膳食纤维,是促进健康,提高免疫功能的保证。

水是人类生命不可缺少的物质

人体健康必须保持水的摄入与排出平衡。成人每日需要摄入水量大约为 2500ml,饮水需要量为 1200ml,进食的食物含水量为 1000ml,体内氧化代谢形成水 300ml,这样才能满足人体的生理需要。人体水分流失或饮水量不足,会导致体内酸碱平衡失调、能量代谢下降,使人感到疲乏;造成血液浓缩,血流缓慢,心脑血管疾病发生率增加,容易发生脑梗死、心肌梗死;造成消化液黏稠度增高,胆汁浓缩,容易诱发胆囊结石和胆囊炎;造成尿液浓缩,产生尿结晶,导致泌尿系结石。

因此,每天及时饮水事关健康问题,不要等到口渴了才饮水。当饮水不足,尿黄、尿少时,要及时补充水。夏天天气热,出汗多,运动量大的人要适当加大饮水量,以达到防暑降温、增强体力的目的。冬天天气凉,饮水可以促进循环,预防感冒,防寒保暖。饮水一般应少量多饮,每次饮水100 ~ 150ml,有利于机体吸收。清晨喝一杯白开水,可以清洗肠胃,促进血液循环,清除体内蓄积的"垃圾"。

饮水是人体健康的必要保证。保持水的摄入才能满足人体的生理需要。保持水的摄入与排出平衡,是增强抗病能力和排泄代谢产物,清除病毒在体内潜留的重要保证。

食醋具有重要的医疗保健价值

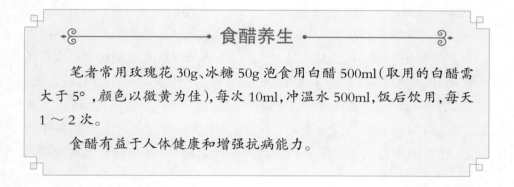

食醋养生

笔者常用玫瑰花 30g、冰糖 50g 泡食用白醋 500ml(取用的白醋需大于 5°,颜色以微黄为佳),每次 10ml,冲温水 500ml,饭后饮用,每天1 ~ 2 次。

食醋有益于人体健康和增强抗病能力。

我国是世界上最早用谷物酿醋的国家,北魏时期《齐民要术》记载 22种酿醋的方法。我国主要名醋有山西老陈醋、江苏镇江香醋、四川保宁醋、河南伏陈醋、福建红曲老醋、江浙玫瑰米醋等。

醋含有人体所需的各种氨基酸、维生素、矿物质及糖类等营养物质,主要成分为醋酸、酪醇、乳酸、葡萄酸、琥珀酸、糖、甘油、醛类化合物和少量乙醇,其中醋酸占 1% ~ 5%。

用醋泡乌梅等制成的《济生》乌梅丸沿用至今。东汉张仲景《伤寒论》记载:"少阴病,咽中伤生疮,不能言语,声不出者,苦酒汤主之。"《金匮要略》记载,醋能散瘀血,治黄疸、黄汗。治黄汗,用黄芪芍药桂枝苦酒汤;治黄疸,用麻黄醇酒汤。明代李时珍《本草纲目》记载醋能消肿,散水气,杀邪毒,理诸病。

现代研究表明,食醋可促进消化、抑菌杀菌、抵抗衰老、保肝护胆、保肾降糖等,具有重要的医疗保健价值,有益于人体健康。

饮茶是一种健康的生活方式

茶文化历史悠久,是中华民族历史文化的一部分。唐代陆羽《茶经》道:"茶之为饮,发乎神农,闻于鲁周公。"

我国茶叶品种十分丰富,主要有绿茶、红茶、乌龙茶、白茶、花茶、普洱茶等。茶叶中含有茶多酚、咖啡因、氨基酸、微量元素等,对人体健康具有重要作用。现代研究表明,茶叶有延缓衰老、调节代谢、抗菌抑菌、防癌抗癌、防辐射等作用。经常饮茶,可预防心血管疾病和糖尿病,保护牙齿、防治龋齿。浓茶可用于冲洗皮肤炎症和溃烂,治疗口腔炎、咽喉肿痛等。饮茶是许多人生活中的一种习惯,对人体健康有益。

茶疗是用一味茶叶组成单方或复方,用沸水冲泡或稍加煎煮后取其汤汁饮用,以防病治病的一种自然疗法。茶疗作为治病防病的一种有效方法,自古就被医家所推崇。《本草拾遗》载:"上通天境,下资人伦,诸药为各病之药,茶为万病之药。"宋代《太平圣惠方》载有茶疗方,《太平惠民和剂局方》中也有专篇来介绍药茶;元代《寿亲养老新书》亦载有老年人适用药茶方。

适量饮酒有益健康

早在 4000 多年前我国夏禹时代已有酿酒的记载,《说文解字》曰:"医,治病工也……医之性,然得酒而使。"《汉书·食货志》谓"酒,百药之长"。酒与人类有不解之缘。酒的发明,为饮食养生增添了丰富的内容。酒应用于养生保健、烹调饮食、药引等,在防病、治疗等方面发挥了积极的作用。《本草拾遗》说,"酒能杀百邪、祛恶气,通血脉,厚胃肠,润皮肤,散冷气,消忧发怒、直言畅意"。

酒的主要成分是乙醇和水,还含有其他物质如有机酸、高级醇、脂类、醛类等。现代研究表明,酒对神经系统、消化系统、心血管系统等均有一定影响。

古训曰,"酒犹水,可济可覆","酒极则乱"。酗酒的危害是一个不容忽视的问题。饮酒过度,对人体的伤害极大。许多疾病与饮酒过度有关。当饮酒过量引起急性酒精中毒,可出现哭笑无常、语无伦次、口若悬河、恶心呕吐等症状,严重者出现跌倒,或语音不清、意识模糊等,甚至瞳孔散大、神志不清、二便失禁。长期大量饮酒常诱发食管炎,急、慢性胃炎,胃肠功能紊乱和急性胰腺炎;长期大量饮酒加重肝脏负担,使肝细胞脂肪沉淀,肝细胞变性、坏死,结缔组织增生,引起脂肪肝、肝硬化。大量饮酒会增加心肌氧耗量,加重心脏负荷,可直接诱发心律失常、心绞痛、心肌梗死。

少量饮酒有益健康。提倡适量饮酒有利于身体健康。

❦ 调整饮食,预防疾病 ❧

血脂异常

血脂异常与饮食习惯发生改变等原因有密切关系。中医学认为,高脂血症是本虚标实之症,与肝、脾、肾功能失调,痰浊、瘀血、湿热有关。

高脂血症一般没有明显症状,常合并有高血压、冠心病、肥胖症,表现为头晕身倦、胸腹胀闷、失眠心悸、耳鸣健忘、大便失调。血脂异常容易被人们所忽视,许多患者多在健康体检时发现血脂异常。

中医学认为,肝胆疏泄、脾胃运化功能失调,不能将进食的食物转化输布,导致膏脂潴留,形成痰浊。多坐少动,气血运行不畅,津液输布失调,膏脂潴留亦可形成痰浊,继而发生瘀血、湿热。

建议养生方法:①改变生活方式,控制高脂饮食,减少饱和脂肪酸和胆固醇的摄入,选择能够降低低密度脂蛋白的食物。②坚持体力活动和运动,如跑步、游泳、打太极拳等,减轻体重。③保持快乐情绪,按时起居生活。

中药调理常采用疏肝健脾、除湿化浊之法。常用中药有茵陈、虎杖、山楂、荷叶、菊花、蒲黄、姜黄、佩兰、薏苡仁、决明子、郁金、泽泻等。

· 案例讲析 ·

李某,男,36岁,四川人,2016年5月10日就诊。患者平素大量饮酒,多食肥腻,长期夜宵,久坐少动,体胖。长期大便秘结,伴活动气喘,头晕体困。刻诊:形体肥胖,身高1.7m,体重140kg。血压140/100mmHg,心率100次/min。苔厚腻,脉滑。超声检查:脂肪肝、双肾结石。血生化检查:血清总胆固醇9.32mmol/L,甘油三酯5.30mmol/L,高密度脂蛋白0.4mmol/L,低密度脂蛋白8.20mmol/L,尿酸770mmol/L,肌酐250μmol/L,尿素氮12mmol/L。诊断:高脂血症、肥胖症、脂肪肝、高尿酸血症、高血压、肾结石、肾功能不全。中医辨证:湿浊壅盛。

治疗宜排浊降脂,健脾化湿。同时,要求患者控制饮食,增加运动量,每天坚持跑步、游泳等活动。经3个月综合调理,体重降至100kg,血压正常,生化检查指标均有下降。继续综合巩固治疗2个月,体重70kg,各项指标正常。

按:饮食过度、缺乏运动等不健康的生活方式是造成高脂血症的重要因素。高脂血症可导致机体代谢严重紊乱,而建立良好的生活方式是治疗高脂血症、调整代谢紊乱的根本方法。中医治疗宜排浊降脂,健脾化湿,则代谢紊乱得以改善。

脂肪肝

脂肪肝是由生活方式不当导致的疾病,与营养过剩型肥胖、运动过少、酗酒、糖尿病和药物性肝损害有关,可伴发高脂血症、肝纤维化、肝硬化,及肺、脑脂肪栓塞等严重并发症。临床常表现为胸腹满闷,肝区不适,疲乏无力,食欲不佳,月经失调。常见体征:肝大,肝区压痛,黄疸,乳房异常发育,蜘蛛痣、睾丸萎缩等。肝功能检查示ALT、AST不同程度升高,血清胆红素异常,血清胆碱酯酶升高。血脂检查示总胆固醇、甘油三酯、游离脂肪酸升高。肝脏超声可作为脂肪肝首选的影像学检查方法,也可选用CT、MRI等作为辅助检查方法。

中医学认为,脂肪肝多因饮食不节,过食肥腻厚味,饮酒过度,运动不足,情志失调,脾胃运化无常导致痰湿内停,气滞瘀阻。

养生保健方法:①戒烟,避免饮酒,宜清淡饮食,以快乐情绪对待疾病。②养成良好生活习惯,增加运动锻炼,劳逸结合,有规律生活作息。③饮茶与饮醋,有保护肝脏、降低血脂作用。④谨慎辨证用药,避免药源性肝损害。

中医辨证以痰湿壅盛、湿热蕴结、气滞瘀阻、肝脾肾不足论治。常用中药有茵陈、菊花、柴胡、郁金、三七、莱菔子、泽泻、莪术、三棱、白芥子、决明子、虎杖、山楂。

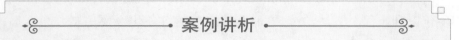

· 案例讲析 ·

　　王某,男,45岁,江苏人,2017年5月3日就诊。患者平素嗜好饮酒与油腻饮食,经常熬夜,缺乏运动。现因活动气喘、心悸、疲乏无力就诊。刻诊:血压120/90mmHg,心率100次/min,舌苔白腻,脉滑弦。生化检查:总胆固醇10.5mmol/L,低密度脂蛋白8.50mmol/L,高密度脂蛋白0.30mmol/L,尿酸750mmol/L,肌酐350μmol/L,尿素氮15mmol/L。超声诊断:脂肪肝,肾结石。心电图检查:ST Ⅱ、Ⅲ、avf、V4～6压低,T V4～6倒置。诊断:脂肪肝、高脂血症、心肌缺血、高尿酸血症、肾结石、肾功能不全。

　　予疏肝理气、活血化瘀、消脂降浊、利尿排石之法,经调理4个月,症状缓解。超声复查示脂肪肝减轻,肾结石消失。生化各项指标正常。心电图检查示ST Ⅱ、Ⅲ、avf、V4～6压低,T V4～6倒置均减轻。

　　按:本案由于肥腻饮食过度,饮酒过量,缺乏运动,与人体需求失衡,导致体内代谢紊乱,脂质在肝脏、血管堆积,导致脂肪肝、高脂血症、高尿酸血症、心肌缺血等代谢综合征。中医治疗予疏肝理气、活血化瘀、消脂降浊、利尿排石等法排浊化湿,缓解体内代谢产物的堆积。同时,要求患者构建健康的生活方式,清淡饮食、加强运动锻炼,症状得以缓解。

肝硬化

肝硬化多与长期过度饮酒、病毒感染、血吸虫感染、梗阻性胆汁淤积、心源性肝淤血和遗传性代谢缺陷等有关。早期可无明显症状,后期常见上腹胀满、恶心、纳食差、腹痛、腹泻、疲乏无力和牙龈、鼻腔、皮肤、胃肠道出血及女性月经过多等症状。常见体征:皮肤黑色素沉着,肝掌,蜘蛛痣,皮肤、巩膜黄染,肝脾大,腹部静脉怒张,腹水,不规则低热,消瘦,男性乳房发育,女性闭经等。

养生保健方法:①针对病因,酒精性肝硬化者必须戒酒,病毒性肝炎应早期抗病毒治疗,血吸虫病肝硬化应针对治疗血吸虫病,原发性胆汁性肝硬化以利胆保肝为法治疗,右心衰竭引起的肝硬化主要控制心力衰竭,避免使用损害肝脏的药物。②注意心身调养,消除紧张心理,避免悲观、消极情绪,有利于控制病情发展,提高生活质量。③代偿期肝硬化应注意劳逸结合,工作或劳动以不疲劳为度。失代偿期应注意休息调养。④饮食宜选用高热量,足够蛋白质、维生素,低盐饮食及容易消化的食品。蛋白质饮食可选用禽蛋、鱼、瘦肉、鸡肉等。含维生素食物以蔬菜、水果为主。

中医常采用益气、祛瘀、消积之法,攻补兼施,辨证论治调理。

◆── 案例讲析 ──◆

杨某,男,70岁,泉州人,2018年4月9日就诊。患者吸烟、酗酒50余年。患者因饱食后腹胀、腹痛、面色苍白,腹泻柏油样黑便1000ml,伴纳食欠佳、乏力就诊。血常规检查:红细胞计数2.29×10^{12}/L,血红蛋白79g/L,血细胞比容26.50%,血小板86×10^9/L,尿素氮14.92mmol/L,肌酐107μmol/L,血糖14.66mmol/L,肌酸激酶同工酶47.4U/L,大便隐血(+)。肝功能:总蛋白50.20g/L,白蛋白20.00g/L,球蛋白32.20g/L,C-反应蛋白38.44mg/L,谷草转氨酶84.4U/L,谷丙转氨酶96.0U/L。MRI检查:肝硬化,脾大,食管胃底静脉曲张破裂出血,慢性胆囊炎,胆囊及胆总管多发结石,腹腔积液。诊断:酒精性肝硬化肝失代偿期,脾大,门静脉高压,腹水,胸腔积液,食管胃静脉曲张破裂出血,胆囊炎,胆囊及胆总管多发结石,糖尿病。医院拟静脉支架介入手术治疗缓解病情,患者考虑医疗费用与风险,改用中医治疗。

刻诊:患者面黄,腹大如鼓,双下肢水肿,外痔充血水肿。舌瘀,脉滑弦。

中医辨证:肝气郁滞,水湿壅盛。予疏肝排浊、健脾利水中药。7剂,水煎服。加神阙、会阴穴位药物外用治疗。

二诊:患者便血消失,食欲改善,双下肢水肿消退。继续予善后调理1个月,巩固疗效,随访至今。

按:患者由于长期吸烟、饮酒,饮食不节,导致肝损害、肝硬化失代偿期、门静脉高压、食管胃底静脉曲张出血、腹水。主要病变在肝脏,以疏肝排浊、健脾利水为治疗大法,故病情很快得到转机。

胆石症

胆石症是指胆道系统发生结石的疾病。结石分为胆固醇结石、胆红素结石、混合性结石。饮食过度是造成胆石症的重要因素。以高动物脂肪、高热量饮食为主的人群胆石症发病率高。

临床常表现为右上腹疼痛,进食高脂肪饮食后明显,可伴有腹胀、嗳气、胃中灼热、厌食等。结石在胆道系统梗阻,可出现胆绞痛、黄疸。胆道伴发感染,可出现发热等症状。肝、胆超声检查可确定结石部位、形状、大小。

中医学认为,饮食不节,肝胆气机升降失常,脾胃运化失调,湿热内生,煎熬胆汁成砂石,形成胆石症。

养生保健方法:①饮食宜清淡,控制高脂肪、高蛋白、高胆固醇的食物,避免胆道结石形成。②情绪开朗,生活有规律,增加体育锻炼,可促进胆囊收缩,抑制胆汁浓缩;平时多饮水,可稀释胆汁,减少结石形成。③饮醋与饮茶,有利于胆汁稀释和促进胆囊运动,避免结石形成。

胆石症常用中药有茵陈、柴胡、白芍、枳壳、鸡内金、金钱草、郁金、山楂、威灵仙、王不留行籽、乌梅、姜黄、蒲黄、莪术。

◆• 案例讲析 •◆

陈某,男,56 岁,漳州人,2017 年 7 月 13 日就诊。患者全身皮肤瘙痒,巩膜黄染,腹痛,腹泻,尿黄。肝、胆超声示:胆囊、胆总管多发结石,双肾结石。行胆管支架置入术后,检查:总胆红素 55.2μmol/L,结合胆红素 34.0μmol/L,非结合胆红素 21.2μmol/L,淀粉酶 179.00U/L,脂肪酶 118.00U/L,总胆汁酸 167μmol/L,谷草转氨酶 115U/L,谷丙转氨酶 211U/L,γ- 谷氨酰转肽酶 302U/L。CA199 30.40U/ml。诊断:胆囊、胆总管多发结石,伴菌血症、高尿酸血症、双肾结石。刻诊:全身皮肤、巩膜黄染,苔红,苔黄腻,脉弦滑。中医辨证:湿热黄疸。宜清化湿热,利胆排石。治疗 1 个月,于 8 月 28 日、9 月 9 日大便排出大量颗粒样石块(图 3-1),黄疸消退,症状逐步减轻至消失。肝胆肾超声、肝功能检查正常。

图 3-1　患者 8 月 28 日与 9 月 9 日大便排出颗粒样石块

> **按**：本案因饮食过度，膏粱厚味导致肝、胆、肾结石，行胆管支架置入术，配合中药排石，清除体内过多代谢产物，避免肝硬化严重后果。此案例说明良好生活方式、合理饮食才是健康之本。

高尿酸血症

高尿酸血症造成痛风，与高嘌呤食物、饮酒、遗传、环境因素关系密切，是由现代生活方式不当造成的疾病。临床常表现为关节红、肿、热、痛、活动受限，痛风石沉积，泌尿系结石，尿酸性肾病。

中医学认为，本病与先天禀赋不足有关，由脾肾功能失调，风、寒、湿、热之邪痹阻于肌体，使气血运行失畅所致。中医学的整体观、辨证论治、治未病、防复发对治疗本病有很大优势。

养生保健方法：①饮食清淡，多选用富含维生素 B_1 及维生素 C 的食物，如米、面、牛奶、鸡蛋、水果及各种植物油。严格控制摄入动物内脏、鱼皮海鲜类、干豆、坚果、各种肉汤、龙须菜、菜花、菠菜等。②多饮水，可稀释尿酸浓度，促进尿酸排泄。特别是泌尿系结石，多饮水有利于结石排出。③控制饮酒，避免体内代谢产生乳酸，影响尿酸排泄。④保证大便通畅，可增进尿酸排出，减少尿酸在体内堆积。⑤维持体重在理想范围内，减重应缓慢进行。

中医辨证论治以风湿热痹、风寒湿痹、痰瘀痹阻、肝肾亏虚治疗。常用中药有土茯苓、金钱草、威灵仙、黄柏、苍术、薏苡仁、虎杖、萆薢、车前子、玉米须、秦艽、山慈菇、羌活、独活等。

· 案例讲析 ·

王某，男，48 岁，福州人，2015 年 8 月 15 日就诊。患者反复膝关节、踝关节、趾关节肿痛 3 年，伴下肢水肿。生化检查：尿素氮 20.5mmol/L，尿酸 770μmol/L，肌酐 760μmol/L。尿常规检查：尿蛋白（+++），硝酸盐（++），白细胞（+++），隐血（+++）。诊断：高尿酸血症，痛风,肾衰竭。医院拟血液透析治疗,患者要求中医调理。刻诊:血压130/90mmHg,心率80次/min。双下肢水肿,膝关节、踝关节、趾关节红肿,舌苔腻,脉滑。中医辨证:痰浊壅盛,肾气虚损。宜排浊利湿,健脾益肾。

调理6个月,症状缓解。生化复查:尿素氮10mmol/L,尿酸400mmol/L,肌酐200μmol/L。尿常规检查正常。

按:患者平素嗜好啤酒,肥腻饮食,作息无常,导致高尿酸血症、痛风、肾衰竭。宜排浊利湿,健脾益肾,强调健康生活方式,症状得以改善。

饮食养生注重药食同源

《素问·五常政大论》指出:"谷肉果菜,食养尽之。"其意为用五谷、肉类、果类、蔬菜的"食养""食补"方法来营养机体,保护健康,告诉人们食物调养在先,用药在后的办法。孙思邈《备急千金要方·食治》说"药性刚烈,犹若御兵","若能用食平疴,释性遣疾者,可谓良工",就是指的饮食疗法。

"药食同源",就是说食物可当作药物治疗疾病,具有养生与治病的双重作用。东汉时期《神农本草经》、明代《本草纲目》、唐代《食疗本草》就有将食物当作药物来使用的记载。清代《随息居饮食谱》将食物与药物分开,其中食物七大类,三百余种,都是人们日常生活的食物,也都具有药用价值。

饮食养生常用食材

(1)山药

性味与功效:味甘,性平。健脾养胃,补肺益肾,降糖抗衰。

临床应用:慢性泄泻,糖尿病,遗精、遗尿、带下。

用量与用法:15～30g,水煎服。

（2）芡实

性味与功效:味甘、涩,性平。健脾止泻,固精止带。

临床应用:小便混浊淋沥、遗精带下。

用量与用法:10 ～ 20g,水煎服。

（3）莲子

性味与功效:味甘、涩,性平。养心安神,益肾固涩,健脾止泻。

临床应用:失眠心悸、慢性腹泻、白带、遗精、小便淋沥。

用量与用法:10 ～ 15g,水煎服。

（4）薏苡仁

性味与功效:味甘、淡,性凉。健脾止泻,利水渗湿,清热排脓,除痹消肿。

临床应用:关节肿痛、软疣、痤疮、癌肿等。

用量与用法:10 ～ 30g,水煎服。

（5）山楂

性味与功效:味酸、甘,性温。健脾消食,散瘀行滞。

临床应用:食欲欠佳,慢性腹泻,高脂血症,脂肪肝,胆囊炎,胆囊结石,产后瘀阻腹痛、恶露不尽,疝气腹坠胀痛等。

用量与用法:10 ～ 15g,水煎服。

（6）小麦

性味与功效:味甘,性平。养心安神,健脑降脂。

临床应用:更年期综合征烦躁、失眠、头晕等症状,慢性腹泻,高脂血症。外敷治疗皮肤感染性疾病。

用量与用法:15 ～ 30g,水煎服、外敷。

（7）秫米

性味与功效:味甘,性微寒。和胃安眠,健脾益气。

临床应用:慢性胃炎、慢性肠炎。

用量与用法:10 ～ 15g,水煎服或煮粥食。

（8）黑芝麻

性味与功效:味甘,性平。滋养肝肾,润肠通便。

临床应用:头晕、腰酸、体弱乏力、大便干结、血糖增高。

用量与用法:15 ～ 30g,水煎服或研末水调服。

(9)扁豆

性味与功效:味甘,性微温。健脾化湿,补益肺肾。

临床应用:暑天胃肠炎、脾虚泄泻、女性白带。

用量与用法:10 ～ 15g,水煎服。

(10)绿豆

性味与功效:味甘,性凉。清热解毒,消暑利水。

临床应用:清暑解渴。用于轻度农药、铝中毒,斑蝥素、喜树碱、环磷酰胺等化疗药中毒。

用量与用法:15 ～ 30g,水煎服。

(11)赤小豆

性味与功效:味甘、酸,性平。清热利水,散血消肿。

临床应用:水肿。外敷治疗流行性腮腺炎、痛风红肿等。

用量与用法:10 ～ 30g,水煎服,外用。

(12)黑大豆

性味与功效:味甘,性平。益肾利水,活血解毒。

临床应用:各种水肿疾病,药物中毒。

用量与用法:10 ～ 30g,水煎服。

(13)大枣

性味与功效:味甘,性温。健脾和胃,养营安神,调和药性。

临床应用:疾病康复,肝病、肾病,低蛋白血症,水肿、腹水。

用量与用法:10 ～ 30g,水煎服。

(14)胡桃仁

性味与功效:味甘,性温。补肾强腰,敛肺定喘,润肠通便。

临床应用:气喘腰酸虚弱症、肠燥便秘。

用量与用法:10g,水煎服,或研末入丸、散吞服。

(15)百合

性味与功效:味甘,性凉。润肺止咳,宁心安神。

临床应用:慢性咳嗽、慢性胃炎、神经症等。

用量与用法:10 ～ 15g,水煎服或煮粥食。

（16）龙眼肉

性味与功效：味甘，性温。补心安神，健脾养血。

临床应用：体质虚弱引起的失眠、健忘、心悸、头晕，产后体虚出现的乏力、水肿、畏寒等。

用量与用法：10～15g，水煎服或熬膏服。

（17）藕节

性味与功效：味涩，性平。化瘀止血。

临床应用：消化道、呼吸道、泌尿道急、慢性出血，皮下出血等。

用量与用法：10～15g，水煎服。

（18）大蒜

性味与功效：味辛，性温。暖胃，杀虫，解毒，消痈。

临床应用：高脂血症、细菌性痢疾、阿米巴痢疾、霉菌感染、呼吸道感染等。

用量与用法：5～10g，或3～5个。水煎服、煨食、生食，捣泥外敷。

（19）姜

性味与功效：味辛，性温。生姜：发汗解表，温中止呕，解毒。干姜：温中回阳，温肺化痰。炮姜：温中止泻。

临床应用：普通感冒、恶风怕冷、慢性胃炎、恶心胃疼，关节肿痛。

用量与用法：3～10g，水煎服或外敷。

（20）芦笋

性味与功效：味苦、微辛，性平。清热解毒、利尿通淋，消脂。

临床应用：高脂血症、脂肪肝。

用量与用法：10～15g，水煎服或煮熟食用。

（21）木瓜

性味与功效：味酸、性温。舒筋通络，和胃化湿。

临床应用：骨关节炎、关节肌肉劳损、急慢性肝炎、细菌性痢疾、胃肠炎等。

用量与用法：10～15g，水煎服或研末吞服，外敷。

（22）冬瓜

性味与功效：味甘，性凉。冬瓜：清热利水。冬瓜皮：利水消肿。冬瓜仁：

清肺化痰,排脓。

临床应用:暑热、小便不利。冬瓜皮:水肿。冬瓜子:支气管炎、咳嗽、痰多。

用量与用法:冬瓜皮 15 ～ 30g,冬瓜仁 10 ～ 30g。水煎服。

(23)南瓜

性味与功效:味甘,性温。补中益气,解毒杀虫。

临床应用:南瓜子治疗蛔虫、血吸虫、绦虫。瓜蒂治疗胎动不安。

用量与用法:数量任用,可当主食。南瓜子:30 ～ 60g,打碎、水煎服;或研末,蜜调服。

(24)芫荽

性味与功效:味辛,性温。发表透疹。

临床应用:普通感冒、痘疹透发不畅、食欲欠佳等。

用量与用法:10 ～ 15g,水煎服,洗净生食。

第四章

运动健身强体魄

生命在于运动。运用各种传统运动方式锻炼身体，以静心宁神、活动筋骨、调节气息的形式来调整阴阳、疏通气血、畅达经络，增强脏腑功能，强身健体，防范疾病，益寿延年。

·运动养生是一种良好的生活方式·

运用各种传统运动方式锻炼身体,以静心宁神、活动筋骨、调节气息的形式来调整阴阳、疏通气血、畅达经络,增强脏腑功能,达到增强体质、防范疾病、益寿延年目的的养生方法,称为运动养生。

《素问·上古天真论》曰:"上古有真人者,提挈天地,把握阴阳,呼吸精气,独立守神,肌肉若一,故能寿敝天地,无有终时,此其道生。"说的是古人依据自然变化掌握阴阳变化规律,以导引吐纳呼吸,独异于众人,通过精神内守,与形体肌肉始终如一,所以能长寿,尽终其天年。这是由于他们掌握了运动养生的道理。《荀子·天论》曰:"养备而动时,则天不能病……养略而动罕,则天不能使之全。"告诉人们,运动对人体健康具有重要作用。唐代孙思邈在《保生铭》中指出"人若劳于形,百病不能成",说明运动的防病作用,提出"四时气候和畅之日,量其时节寒温,出门行三里、二里及三百、二百步为佳"的运动方法。1973 年,湖南长沙马王堆三号汉墓出土的文物帛图《导引图》,描绘各种导引动作。模仿动物的动作进行运动锻炼。动作姿势分为三类:呼吸运动、活动四肢和躯干的运动、持械运动。图中所记载的导引运动养生方法,可用于强身健体,防治疾病。

运动养生可改善人体免疫功能,增强抗病能力,是一种良好的生活方式,值得提倡。

运动养生源于人类的生活实践。在日常生活中,当我们感到劳累或疲劳时,扩扩胸,伸伸腰,身体就会有一种轻松的感觉。为什么会有这样的感觉?因为这种活动方式在静心宁息状态下,以低氧消耗放松了骨关节及肌肉、韧带的紧张度,提高了肺活量,促进了血液循环,增加了机体能量,调整了体内的不平衡状态。

追溯到远古时代,我们的祖先在野外生活,因感受风、寒、湿邪而关节肌肉肿痛,揉按局部疼痛部位或运动关节,可使痛苦减轻,从而发现了运动对人体的健身作用。随着古代科技文化的进步和发展,以阴阳、气血、脏腑、经络理论为基础,融合导引、武术,形成了独具中华民族特色的运动养生文化。

·⁸ 运动有益于身心健康 ³·

运动可改善神经系统功能

人体阴阳、气血活动和脏腑的功能,特别是中枢神经系统的调节功能,都要依赖神经细胞的活力。中枢神经系统也需要不断地接受外周的各种生理刺激,才能保持其紧张度和兴奋性,使其调节功能正常运行。适当运动同时也是外周对大脑的一种生理刺激,促使大脑皮质兴奋和抑制过程的协调,一方面可提高神经系统的效率,另一方面可增强脏腑功能,提高适应外环境的能力。

运动在加强物质代谢的过程中,使大脑营养达到改善。所以,经常进行适当的运动锻炼,可使精神振奋、精力充沛、思维敏捷、反应灵敏。脑力劳动和情绪紧张者,通过适度运动,可增强大脑皮质兴奋与抑制之间的相互诱导,加强思维中枢抑制,调节自主神经功能,解除大脑皮质的紧张和焦虑,从而改善睡眠,增强活力。

运动可提高心血管功能

适当运动可扩张冠状动脉,增强冠状动脉自身的灌注功能,增加心肌血流量,为心肌细胞提供能量与营养,使心肌丰满结实并富有弹性,心肌细胞活力增强,心肌纤维变得粗大,耐力提升,可避免因突发性应激性心脏负荷增加而造成心肌损害。经常运动者,冠状动脉充盈,心肌发达有活力,应激反应能力敏捷,面色红润,活动轻捷如常,脉动有力,可减少心血管疾病发病的概率。

运动可以增加细胞的有氧代谢,使能量合成增加,纤维蛋白溶酶活性提高,减缓动脉粥样硬化的形成和防止血栓形成。冠心病患者适度运动有助于增加心脏侧支循环,改善心功能。

运动可增强呼吸功能

中医学认为"肺主气,司呼吸"。运动时交感神经兴奋性增强,支气管平滑肌松弛,呼吸道阻力减少,反射性地引起呼吸加深加快,呼吸肌(膈肌和肋间肌)活动增强,更多的肺泡参与气体交换,肺的通气量和摄氧量增加,增强了呼吸功能。运动可增强肺细胞活力,使肺脏弹性处于良好状态。

经常进行适当运动的人,呼吸深度和力度大,脑细胞的血氧饱和度提高,故精神饱满,工作效率高。特别是进行八段锦、太极拳等运动,腹式呼吸增强,肺的通气量大大提高,二氧化碳排出和氧的摄入增加,提高了血氧饱和度,减少了二氧化碳潴留,保证了机体代谢的需要。

运动促进气管纤毛运动,直接清除气道中的病原体与致敏物,增强呼吸道和肺脏的防病抗病能力。运动对慢性支气管炎、慢性阻塞性肺疾病、支气管哮喘均有预防作用。运动可提高呼吸道的温度并湿润吸入的空气,使人体能够适应寒冷气候和干燥气体,避免变态反应疾病的发生,延缓肺组织衰老,对呼吸道感染、过敏性鼻炎等有预防作用。

运动可改善胃肠道功能

运动可促进脾胃运化,增强脾的消化和运输功能,增加食欲,补充能量,使脏腑与肌肉获得更充足的营养,从而增进健康,强身壮体。

运动时腹肌活动增强,对胃肠道有按摩作用,可调节胃肠蠕动和消化液分泌,促进胆汁的合成及排出,改善肝脏和胰腺功能,促进人体对食物营养的消化、吸收、利用,保证人体能量源源不断地供给,提高机体代谢水平,增强抗病能力。运动通过脑 - 肠神经功能调整,对于胃肠功能具有双向调节作用:对慢性便秘有促进肠的蠕动、增进排便的作用;对于慢性腹泻有调节胃肠过度运动、缓解腹泻症状的作用。运动可增加肠道血氧饱和度,促进肠道血液循环,改善肠道功能。许多老年人因动脉硬化,肠道供血不足,蠕动功能下降,导致便秘。运动是治疗便秘的方法。许多胃肠功能紊乱的疾病,如肠易激综合征、功能性便秘、功能性消化不良,与精神因素有关,运动通过调节中枢神经,改善自主神经功能,从而使胃肠功能紊乱得到调整,保证消化道正常运动与消化、吸收。运动对代谢综合征患者具有减轻体重、控制血糖、降低血压、增强尿酸排泄的作用。

运动可促进机体新陈代谢

人体气机的升降出入,特别是气的推动,使精、血、津液运行,保证了生命的活力。运动可促进气机运行,保证机体新陈代谢正常运转,食物经消化、吸收后将营养物质转化成组织器官所需的能量,增强生命活力。同时,运动可促进气机升降,有利于体内代谢产物通过形成的粪便、汗液等糟粕排出体外,减少人体有害物质的潴留,保证人体健康。

运动可改善骨关节状态

运动形式的表现是骨关节与韧带、骨骼肌群相互协作的活动过程。运动可促进骨细胞的生长发育,延缓骨的衰老;运动可促进骨骼肌、韧带细胞发育,使之富有弹性,使肌肉与韧带充满活力;运动可使关节腔润滑,保证关节的活动协调。

运动对局部和整体都有调节作用,对骨关节、肌肉、韧带有直接的影响。运动可预防骨关节、骨骼肌、韧带疾病的发生,刺激成骨细胞,促进骨的再生功能,提高骨的耐力和预防骨质疏松。不少中老年人含背弯腰,是由于缺少运动,导致腰背肌肉和韧带萎缩。如能经常运动锻炼,注意挺胸拔背,舒展筋骨,可以增强肌肉和韧带功能,就会有"站如松、坐如钟、行如风"的健康体态。因此,应当注意锻炼身体,提早干预骨质疏松的发生。

❧ 有氧运动是人体健康的需要 ❧

适度有序、持之以恒地在空气新鲜的环境中进行有氧运动是强身健体的有效方法。有氧运动是指人体在氧气充分供应的情况下进行运动。运动过程中人体吸入的氧气与人体代谢所需要的氧气需达到生理上的平衡状态。有氧运动是一种恒常运动。氧气通过肺泡的传递,使机体得到充分的利用,不断消耗体内的糖原和脂肪,糖原和脂肪氧化后经血管输送,为人体提供能量,保证人体各系统、器官、组织的细胞代谢需要。

选择适宜的运动环境是有氧运动的先决条件。一般认为,运动应选择在空气新鲜的室外绿化地带,如公园、庭院。运动时避免大风、雾霾或雨天气候。

❧ 如何掌握运动量的适度 ❧

唐代名医孙思邈提出："养生之道,常欲小劳,但莫大疲及强所不能堪耳。"正确掌握运动的强度是确保运动养生效果和安全的重要保障,应根据每个人的耐力情况来确定。

如何判断运动量是否适度?华佗对运动适度提出"体中不快,作一禽之戏,沾濡汗出。因上著粉,身体轻便,腹中欲食"的衡量标准。运动过后身体有热的感觉,没有疲劳感,食欲增加,精力充沛,睡眠良好,表明运动量适度。如果运动后感到头晕不适,胸闷气喘,食欲减退,睡眠不佳,精力不足,疲乏无力,有全身不适感,则说明运动超过负荷,应减少运动量,注意适当休息,以缓解过度运动疲劳症状。

运动幅度,应循序渐进,从小到大,逐渐增加,根据自身情况,以能耐受为度。运动形式,要劳逸结合,动中有静,静中有动。运动心态,要情绪舒畅,精力专一,可提高运动效果,防止意外损伤。

运动量过大,时限过长,全身氧耗量增加,可引起心肌过度收缩和心率加快。心脏超负荷工作,对患有心脏病和高血压的高危人群是十分危险的。夜晚运动过度,时间太长,使大脑皮质中枢兴奋过度,会影响休息与睡眠。过度运动,还容易造成意外损伤,如肌肉韧带或骨、关节损伤,特别是患有骨质疏松症的人易发生骨折。过度运动,细胞能量消耗过大来不及补充,常有低血糖性虚脱或晕厥发生。尤其是糖尿病患者服药后空腹运动十分危险,可导致低血糖休克。

运动中如出现胸闷气喘、呼吸困难、心慌、心率减慢或心律不齐、心前区疼痛、大汗、头晕、恶心、腰酸腿疼等表现,说明可能有心血管疾病或腰椎间盘病变,应马上停止运动,及时到医院检查。

❧ 不同人群的运动方式应因人而异 ❧

运动养生的方式、程度要因人而异,应根据不同年龄段的生理基础、遗传体质差异、从事的职业不同及不同阶段病理变化与衰老程度等的不同进行适度运动。

青年人处于生长发育阶段,耐受力较强,能适应较强的运动,可选择一些运动较剧烈、运动量较大的活动,如打球、游泳、跑步等。

中年人生理功能处于成熟、平衡、稳定和较健全的时期,适合他们的运动有登山、游泳、跳绳、五禽戏、健身操等。

老年人处于脏腑功能和组织、器官衰退时期,具有心排血量减少、血流缓慢、呼吸功能减弱、肺活量降低、骨质疏松、肌肉萎缩、韧带松弛、反应迟钝、行动不方便等特点。所以,运动的耐力性较差,应根据个体情况选择合适的运动方式,如散步、慢跑、打太极拳、练八段锦、做体操等运动。

女性因其年龄不同,有月经、妊娠、分娩、哺乳、绝经等一系列生理变化,运动养生应考虑这些生理特点。月经期选择健身操、羽毛球、太极拳等活动,可促进盆腔血液循环,有利于经血排出。但如月经过多或痛经,应暂停运动。妊娠期的前 3 个月,由于受精卵与子宫结合不紧,容易流产,应避免剧烈运动,以运动量较小的活动为宜。妊娠期 4～6 个月,可根据自身体力情况,选择散步、妊娠健身操等。妊娠 7 个月至分娩期间,多采用妊娠健身操中的卧位动作,避免过度疲劳。临产前 1 个月,应适当减少运动量。产后 12～16 小时,可做产后健身操,以促进体力和机体功能的恢复。

各种疾病采用的运动方式,可根据疾病特点来决定,如胃肠功能紊乱可选择导引;高血压、糖尿病、冠心病可选择散步;自主神经功能紊乱可选择太极拳。在疾病治疗期间,要根据病情许可决定。

以下情况不宜参加运动:①心绞痛、心肌梗死急性发作;②心力衰竭和心律失常;③严重高血压或高血压脑卒中急性期;④糖尿病严重并发症;⑤急性疾病发热期;⑥有出血倾向的疾病;⑦化脓性疾病;⑧骨折或骨折未愈;⑨恶性肿瘤体力衰竭;⑩器官功能衰竭。

❧持之以恒和劳逸结合是运动的最佳形式❧

运动养生要达到良好效果,不是一朝一夕之事,而是终身之计,所谓"流水不腐,户枢不蠹"。"三天打鱼,两天晒网"式运动,往往达不到养生效果。许多运动养生获得成功者,关键在于坚持。古代养生学家嵇康在《养生论》中提到："今以躁竞之心,涉希静之涂,意速而事迟,望近而应远,故莫能相终。"运动养生,只有以"滴水穿石"的信心、"铁杵成针"的精神和"持之以恒"的坚强毅力坚持不懈,才会获得成功。

劳和逸是人类生活的节奏,也是不可缺少的生活内容。"劳"指运动与劳动,"逸"指安逸和休息。劳而过度伤身,逸而过度伤神,劳逸结合是健康的基础。无论是运动或劳动,都要启动循环系统,增强呼吸功能,加强新陈代谢,提高神经张力,促进脏腑组织活动,消耗机体能量。久而久之,会由兴奋状态转为疲劳状态,如果勉强进行下去,会出现力不从心。而通过一定时间休整,机体各种功能活动降低,能量得到补充,人体精神状态很快恢复,使人感到精力充沛。这是劳逸结合对机体的调整作用。

人要善于动,又要善于逸。这种有劳有逸、一张一弛的生活节奏,是保证机体生理功能正常并维持身体健康的最佳状态。

❧ 运动养生可选步行 ❧

中国有句古话叫"饭后百步走,活到九十九",这是一种宏观的健身语言,也是人们的生活经验的总结。步行是非常值得推荐的运动养生方式之一。笔者建议读者朋友每天步行半小时左右,强度因体质而定。步行时以达到微微出汗为宜,这样可以起到有效的锻炼养生作用。

❧ 防病健身的床上健身操 ❧

动作要领:

(1)全身躺在平板床上,取仰卧位,去除枕头,四肢尽力垂直上举,手心相对,脚掌平伸,根据自己耐力情况,可数至 50 ～ 100 次。

(2)运动时可四肢以反向踩自行车运动,左右而行,根据自身情况,循序而行 50 ～ 100 次。

(3)四肢做伸展、内收动作 50 次,可随体歌唱。

(4)运动之后,四肢平伸,精神放松,休息片刻。

特点:因地制宜,就地取材,方便可行,避免暑热、寒冷环境对人体的影响,适用于老年家庭健身活动。

·❦ 传统养生运动代表——八段锦 ❧·

八段锦具有柔筋健骨、养气壮力、行气活血、协调脏腑的作用,可强身健体,益寿延年。其动作简单,易学易练,男女老幼皆可锻炼,在我国民间流传十分广泛。现代研究证实,八段锦功法有调节神经体液,促进血液循环,增强呼吸、神经、心血管、消化、运动系统功能的作用,是一种有益于身心健康的体育运动。

八段锦动作要领与功用

第一式　双手托天理三焦

预备姿势:立正,两臂自然下垂,眼看前方。

动作要领:十指交叉,两臂缓缓上举,至胸部前方时翻掌朝上,同时抬起脚跟,挺胸吸气。四肢和躯干做伸展运动,掌根用劲,然后将两臂缓缓放下,两足跟轻轻落地(图4-1)。重复6次。

功法作用:通过两手交叉上举,缓慢用力,保持伸拉,可使三焦通畅,气血调和。伸拉躯干与上肢和下肢关节、肌肉、韧带,有增强全身关节功用的作用,对防治肩颈疾病具有良好的作用。

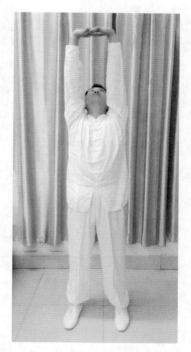

图4-1　双手托天理三焦

第二式　左右开弓似射雕

预备姿势:立正,两脚脚尖并拢。

动作要领:左脚向左踏出一步,两腿弯曲成骑马势。左手向左侧伸出去,同时右手向右侧猛拉,右手肘要和肩部齐平,眼睛注视左手食指,犹如拉弓射雕,同时吸气。之后做反方向动作(图4-2)。如此重复6次。

功法作用:展肩扩胸,可刺激背部督脉腧穴,同时刺激手太阴肺经等经脉之穴。本功法有增强下肢肌肉功能的功效,可改善机体平衡和协调能力,增强前臂和手部肌肉的力量,提高手腕关节及指关节的灵活性,利于矫正驼背、驼肩等不良姿势,增强肩、颈肌肉、关节、韧带的功能,预防颈椎病的发生。

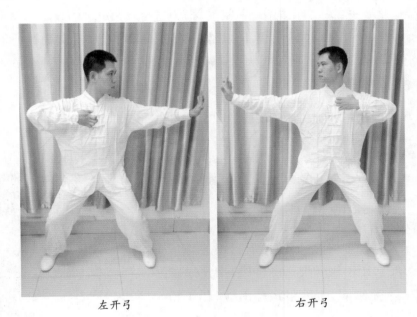

左开弓　　　　　　　　　　　　　右开弓

图 4-2　左右开弓似射雕

第三式　调理脾胃举单手

预备姿势:站立,双臂屈于前胸,掌心向上,指尖相对。

动作要领:左手上托,右手下按,上下用力对拉,使两侧脏器和肌肉受到牵拉。然后右手翻掌向上举,五指并拢伸直,指尖向左,同时左手下按,掌心向下,指尖向前,拇指与其余四指分开,头向后仰,眼望右手指尖,同时吸气(图 4-3)。重复 6 次。

功法作用:上肢左右一松一紧上下对拉,可以牵拉腹腔,对中焦脾胃起到按摩的作用。同时刺激胸胁相关经络及背部腧穴,具有调理脏腑和经络的功效,锻炼脊椎间关节、肌肉、韧带,增强脊柱的灵活性与稳定性,可预防治疗肩颈疾病。

第四式 五劳七伤向后瞧

预备姿势:自然站立,两臂自然下垂。

动作要领:两臂头部重复向左向右转动,眼神尽量向后看。双臂向后伸,两手掌外旋,头缓慢向左(右)转动,视线随着头转动,同时吸气,身体尽量不转动。然后缓慢将头转回正面,眼平视前方,双臂回正(图4-4)。重复6次。

功法作用:上肢伸直,外旋扭转的劲力牵张,有扩张牵拉胸腹腔、改善脏腑功能的作用。转头动作,刺激颈部大椎穴及背部脏腑腧穴,可防治五脏劳损,七情伤害。同时,可加强颈肩关节肌群的收缩力,增加颈部运动幅度,改善肩颈背部功能。活动眼肌,调节眼肌疲劳。本功法有促进颈部及脑部血液循环的作用,有助于解除中枢神经系统的疲劳。

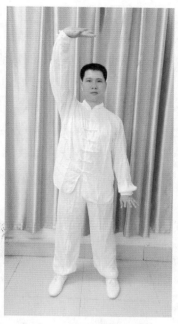

图4-3 调理脾胃举单手

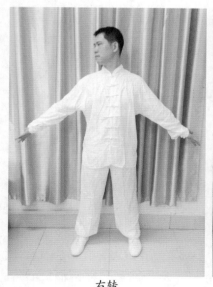

右转

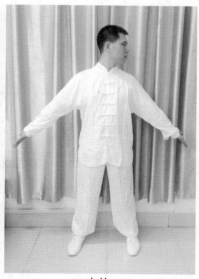

左转

图4-4 五劳七伤向后瞧

第五式　摇头摆尾去心火

预备姿势：放松身心，两腿开立，比肩略宽。

动作要领：屈膝成马步，上身前俯，双手扶膝上，在左前方做弧形的环转，头尽量向左后方旋转，臀部向右摆，左腿略伸直，右膝微屈。然后向右方向重复以上动作（图4-5）。重复6次。

功法作用：两脚下蹲，摇动尾间，刺激督脉。摇头刺激大椎，疏经泻热除心火，有治疗阳热病的作用。摇头摆尾，颈段、脊柱、腰段大弧度侧屈，反转及回旋，整个脊柱的头、颈、腰腹及臀骨部肌群参与运动，可增强颈、腰、髋关节、肌肉、韧带的功能。

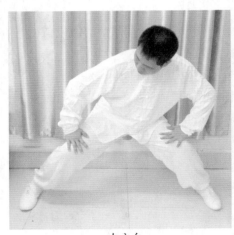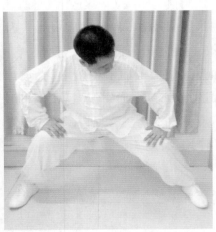

左方向　　　　　　　　　　右方向

图4-5　摇头摆尾去心火

第六式　两手攀足固肾腰

预备姿势：两足平行并立与肩同宽，双臂平屈于上腹部，掌心向上。

动作要领：两臂高举，掌心相对，身体向后仰，脸朝上方。然后前俯，两臂下垂下压，两腿绷直。后仰与前俯，两臂尽量向下伸展，充分伸展腰背肌肉（图4-6）。重复6次。

功法作用：大弧度前屈后伸，刺激脊柱督脉以及阳关、委中等穴，有助于固肾壮腰，防治生殖、泌尿系统疾病。大弧度前屈后伸可伸展肌群，改善躯干功能。同时，对肾上腺、肾脏、输尿管、膀胱等器官有按摩作用，可改善其功能活动。

第七式 攒拳怒目增气力

预备姿势：两腿开立，屈膝成骑马势，两手握拳放在腰部，拳心向上。

动作要领：左拳向前用力打出，拳与肩齐平，右拳头紧攒，脚趾用力抓地，集中精力，睁大双眼，瞪眼怒目向前瞪（图4-7）。右拳动作同左拳。重复6次。

功法作用：怒目瞪眼，可刺激肝经，使肝血充盈，肝气疏泄。两腿下蹲，双手转拳旋腕，脚趾抓地，可刺激督脉和手足三阳、三阴经脉。同时，全身肌肉、经脉受到劲力牵张刺激。长期锻炼可使肌肉结实有力，气力增加。

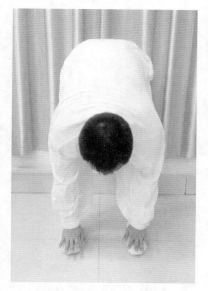 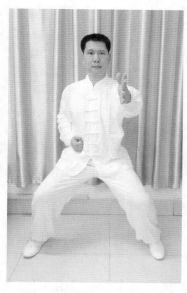

图4-6 两手攀足固肾腰 　　　　图4-7 攒拳怒目增气力

第八式 背后七颠百病消

预备姿势：两腿并拢，立正姿势。

动作要领：全身放松，脚跟抬起，前脚掌支撑身体，保持立正姿势，头用力上顶，同时吸气。脚跟落地，同时呼气，以"一开一合"形式使全身各系统复位（图4-8）。

功法作用：两脚十趾抓地，可刺激足部经脉，调节脏腑功能。颠足可刺激督脉，使全身、脏腑经络气血通畅，阴阳平衡，增强下肢后肌群肌力，增强韧带功能,提高人体的平衡能力,落地振动可刺激下肢关节,使全身肌肉得到放松、复位,有助于解除肌肉紧张和疲劳。

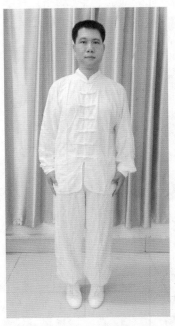

图 4-8　背后七颠百病消

❧ 传统养生运动代表——太极拳 ❧

太极拳动作舒展轻柔、圆活连贯、形气相随,外可活动筋骨,内可疏通气血、协调脏腑,是深受广大群众欢迎和喜爱的防病健身运动。太极拳以圆为本,一招一式均由各种弧形动作组成。其动作连绵起伏,动静相随,圆活自然,变化无穷;以意领气,运于周身,如环无端,周而复始;气动形随,内外合一,形神兼备,浑然一体;动而生阳,静而生阴,激发人体阴阳之气,达到和谐平衡状态,使生命充满生机和活力。

24 式简化太极拳动作要领

24 式简化太极拳是国家体育运动委员会(现国家体育总局)于 1956

年组织太极拳专家汲取杨氏太极拳之精华编辑而成的,其内容精练,动作规范,适合初学者习练。

一式　起势

（1）两脚开立,两臂自然下垂,两眼平视前方。

（2）两臂前举,掌心向下,与肩平行。

（3）两腿微屈,自然下蹲,两掌轻轻下按（图4-9）。

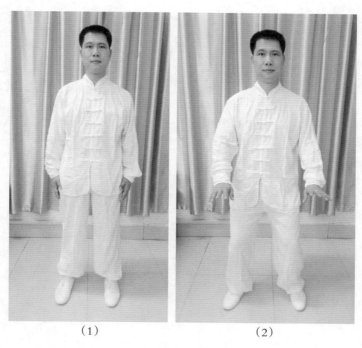

（1）　　　　　　　　　（2）

图 4-9　起势

二式　左右野马分鬃

左野马分鬃

（1）上身微向右转,重心移至右腿,右臂平屈于胸前,手心向下,左手经体前向右下方画弧放右手下,两手心相对成抱球状;左脚收至右脚内侧,脚尖点地,眼视右手。

（2）上身微向左转,左脚向左前方转出,右腿自然伸直,成左弓步,上身继续左转,左右手向左上右下分开,左手心斜向上,右手落在右胯,手心向下,指尖向前,眼视左手。

右野马分鬃

（1）上身缓慢后坐,身体重心移至右腿,左脚尖翘起,上身微向左转,左手翻转在左胸前屈抱,右手翻转前摆,在腹前屈抱,成左抱球;重心移至左腿,右脚收至左脚内侧,脚尖点地。

（2）其余动作同左野马分鬃,方向相反（图 4-10）。

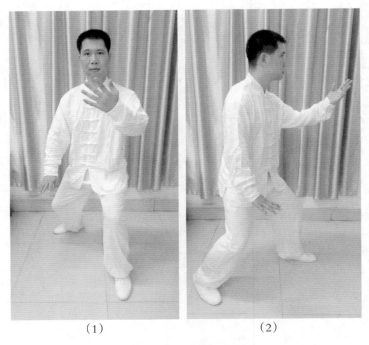

（1）　　　　　　　　（2）

图 4-10　野马分鬃

三式　白鹤亮翅

（1）身体微向左转,左手翻掌手心向下,右手向左上方画弧至左手下方,两手掌抱球。

（2）右脚向前,身体后坐,重心移至右腿,左脚尖点地,身体微右转,两手向右上方和左手下方分开,右手上提于头部右前方,掌心朝面部,左手落至左胯,手心向下,两眼平视前方（图 4-11）。

四式　左右搂膝拗步

左搂膝拗步

（1）上体右转，右手自头前下落，经右胯侧向后方上举，与头同高，手心向上，左手上摆，向右画弧落至右肩前；左脚收至右脚内侧，脚尖点地；眼视右手。

（2）上体左转，左脚向前迈出成左弓步，右手由耳侧向前推出，与鼻尖平，左手由左膝搂过落于左胯，眼视右手指。

右搂膝拗步

（1）上身缓慢后坐，重心移至右腿，左脚尖翘起，左腿前弓，身体左转，重心移至左腿，右脚向左腿靠拢，脚尖点地。左手翻掌向上平举，右手向左画弧落于左肩前，手心向下，眼视左手。

（2）其余动作同左搂膝拗步，方向相反（图4-12）。

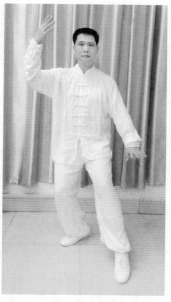

图 4-11　白鹤亮翅

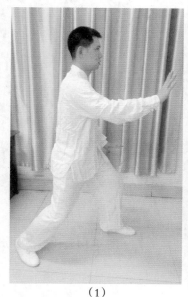
（1）

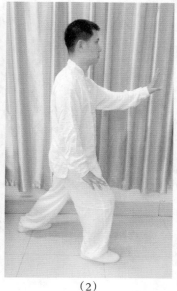
（2）

图 4-12　搂膝拗步

五式　手挥琵琶

（1）身体重心移至左腿，右腿向前半步。

（2）上身后坐，重心移至右腿，身体微右转，左掌画弧，掌心与鼻持平，右手收至左臂肘，掌心斜向前下方。

（3）左脚提起前移成左虚步，脚跟着地，脚尖翘起，眼视左手（图4-13）。

六式　左右倒卷肱

右倒卷肱

（1）上体稍右转，右手随转体向后上方画弧上举至肩上耳侧，左手停于体前；上体稍左转；左脚提起向后退一步，脚前掌轻轻落地；眼视左手。

（2）上体继续左转，重心后移，成右虚步；右手推至体前，左手向后下画弧，收至左腰侧，手心向上；眼视右手。

左倒卷肱

动作同右倒卷肱，方向相反（图4-14）。

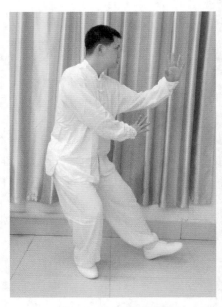 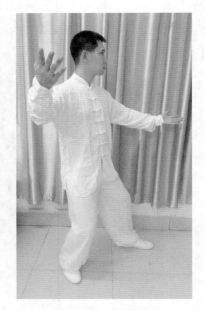

图4-13　手挥琵琶　　　　　　　图4-14　倒卷肱

七式　左揽雀尾

（1）身体右转，左手向右下方画弧，右手翻掌向下，两手成抱球状。右脚尖微外撇,左脚收至右脚内侧,脚尖点地,眼视右手。

（2）身体左转,左脚向左前方迈出成左弓步,左手向左侧弧形掤出与肩平,掌心向后。右手下落右跨,掌心向下,眼视左手。

（3）身体微左转,左手前伸,掌心向下;右手翻掌向上,然后两手下将,身体重心移至右腿,右手向右后方画弧与肩平,左手掌心向后,左臂平屈胸前,眼视右手。

（4）身体微左回转,右臂回收,双手向前挤出,左掌心向后,右掌心向前,重心移至左腿呈左弓步,眼视双手。

（5）左手翻掌向下,右手前伸,掌心向下,双手向左右分开与肩同宽,身体后坐,重心移至右腿,左脚尖翘起。两臂回收,两手心向前下方,然后向前上方按出,手腕与肩平,左腿前弓成左弓步,眼视前方（图4-15）。

八式 右揽雀尾

（1）身体后坐右转,重心移至右腿,左脚尖里扣。右手画弧至左腹前,掌心向上,左臂平屈于胸前,掌心向下,两手成抱球状,重心移至左腿,右脚收至左脚内侧,脚尖点地,眼视左手。

（2）其余动作同左揽雀尾,方向相反（图4-16）。

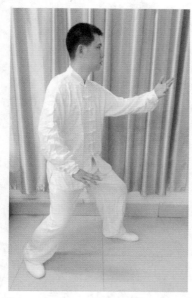 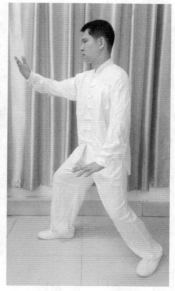

图4-15 左揽雀尾　　　图4-16 右揽雀尾

九式 单鞭

（1）上身后坐，重心移至左腿，上体左转，左腿屈膝，右脚尖内扣；左手向左画弧，掌心向外，右手向左下方画弧至左肘前，掌心转向上；视线随左手运转。

（2）重心移至右腿，上体右转，右腿屈膝，左脚收至右脚内侧，脚尖点地；右手向右上画弧，至身体右前方变成勾手，腕高与肩平，左手向右画弧至右肩前，掌心转向内；眼视右手。

（3）上体微左转，左脚向左前方迈出成左弓步；左手经面前翻掌向前推出（图 4-17）。

十式 云手

（1）身体重心移至右腿，上体右转，左脚尖内扣；左手向右画弧至右肩前，掌心向内，右勾手松开变掌。

（2）上体慢慢左转，重心左移，右脚向左脚收拢，两腿屈膝半蹲，两脚平行向前成小开立步；左手经头前向左画弧运转，掌心渐渐向外翻转，右手向下、向左画弧运转，掌心渐渐转向内；视线随左手运转（图 4-18）。

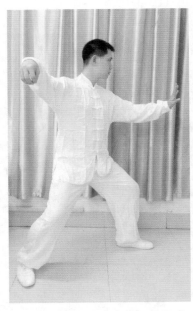 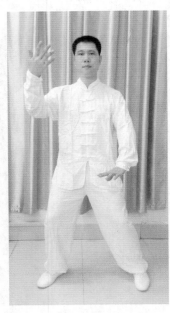

图 4-17 单鞭　　　　　　　图 4-18 云手

（3）上体右转，身体重心右移，左脚向左横开一步，脚尖向前；右手经头前向右画弧运转，掌心逐渐由内转向外，左手向下、向右画弧，掌心渐渐翻转向内；视线随右手运转。

（4）以上动作重复一遍。

（5）上体慢慢左转，重心左移，右脚向左脚收拢，两腿屈膝半蹲，两脚平行向前成小开立步；左手经头前向左画弧运转，掌心渐渐向外翻转，右手向下、向左画弧运转，掌心渐渐转向内；视线随左手运转。

十一式　单鞭

（1）上体右转，重心右移，左脚跟提起；右手向右上方画弧至右前方，掌心翻转变勾手；左手向下、向右上方画弧至右肩前，掌心转向内；眼视右手。

（2）上体微左转，左脚向左前方迈出成左弓步；左手经面前翻掌向前推出（图4-17）。

十二式　高探马

（1）右脚向前半步，右手勾手变掌，两手翻转向上，肘关节微屈。

（2）上体微向右转，重心后移，左脚稍向前移成左虚步，上体左转，右手经头侧向前推出；左臂屈收至腹前，掌心向上（图4-19）。

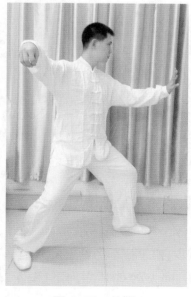

图4-17　单鞭

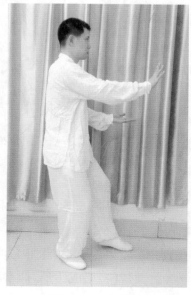

图4-19　高探马

十三式　右蹬脚

（1）上体微左转，左脚提收向左前方迈出，脚跟着地，右手稍向后收，左手经右手背上方穿出，两手交叉，左掌心斜向上，右掌心斜向下。重心前移成左弓步，上体稍右转，两手向两侧画弧分开，掌心向外，眼视右手。

（2）右脚收至左脚内侧，脚尖点地，两手向腹前画弧相交合抱，举至胸前，右手在外，两掌心皆转向内。两手手心向外撑开，两臂展于身体两侧，肘关节微屈，腕与肩平，左腿支撑，右腿屈膝上提，脚跟慢慢向前上方蹬出，脚尖上勾，膝关节伸直，右腿与右臂上下相对，眼视右手（图4-20）。

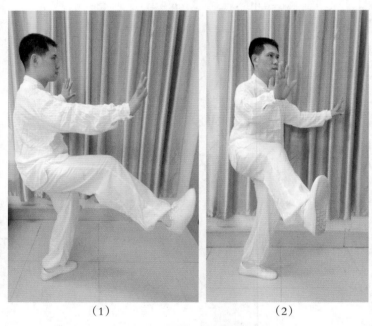

（1）　　　　　　　　　　（2）

图 4-20　右蹬脚

十四式　双峰贯耳

（1）右小腿屈膝回收，左手向体前画弧，与右手并行落于右膝上方，掌心皆翻转向上。

（2）右脚下落向右前方上步成右弓步；两手握拳经两腰侧向上、向前画弧摆至头前，两臂半屈成钳形，两拳相对，同头宽，拳眼斜向下（图4-21）。

十五式　转身左蹬脚

（1）重心后移，左腿屈坐，上体左转，右脚尖内扣；两拳松开，左手向左画弧，两手平开于身体两侧，掌心向外；眼视左手。

（2）重心右移，右腿屈膝后坐，左脚收至右脚内侧，脚尖点地；两手向下画弧交叉合抱，举至胸前，左手在外，两手心皆向内。两手手心向外撑开，两臂展于身体两侧，肘关节微屈，腕与肩平，右腿支撑，左腿屈膝上提，脚跟慢慢向前上方蹬出，脚尖上勾，膝关节伸直，左腿与左臂上下相对，眼视左手（图4-22）。

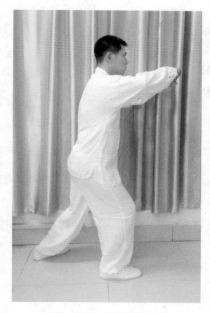

图 4-21　双峰贯耳

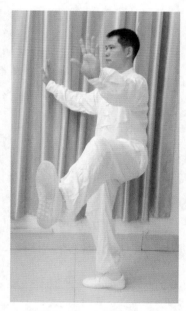

图 4-22　转身左蹬脚

十六式　左下势独立

（1）左腿屈收于右小腿内侧，上体右转，右臂稍内合，右手变勾手，左手画弧摆至右肩前，掌心向右，眼视右手。

（2）上体左转，右腿屈膝，左腿向左前方伸出成左仆步，左手经右肋沿左腿内侧向左穿出，眼视左手。

（3）重心移向左腿成左弓步；左手前穿并向上挑起，右勾手内旋，置于身后。

（4）上体左转，重心前移，右腿屈膝提起成左独立步，左手下落按于左胯旁，右勾手成掌向体前挑起，掌心向左，高与眼平，右臂半屈成弧形（图4-23）。

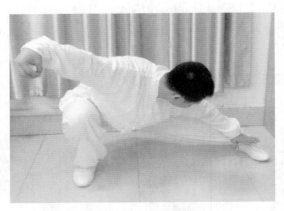

图 4-23　左下势独立

十七式　右下势独立

（1）右脚落于左脚右前方，脚前掌着地，上体左转，左脚以脚掌为轴随之扭转，左手变勾手向上提举于身体左侧，高与肩平，右手向左画弧摆至左肩前，掌心向左；眼视左手。

（2）上体右转，左腿屈膝，右腿向右前方伸出成右仆步，右手经左肋沿右腿内侧向右穿出，眼视右手（图4-24）。

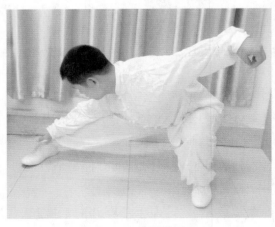

图 4-24　右下势独立

（3）重心移向右腿成右弓步；右手前穿并向上挑起，左勾手内旋，置于身后。

（4）上体右转，重心前移，左腿屈膝提起成右独立步，右手下落按于右胯旁，左勾手成掌向体前挑起，掌心向右，高与眼平，左臂半屈成弧形。

十八式　左右穿梭

（1）左脚向左前方落步，脚尖外撇，上体左转，两手呈左抱球状。

（2）上体右转，右脚向右前方上步成右弓步，右手向前上方画弧，翻转上举，架于右额前上方，左手向后下方画弧，经肋推至体前，高与鼻平；眼视左手。

（3）重心稍后移，右脚尖外撇，左脚收至右脚内侧，脚尖点地，上体右转，两手呈右抱球状。

（4）上体左转，左脚向左前方上步成左弓步，左手向前上方画弧，翻转上举，架于左额前上方，右手向后下方画弧，经肋推至体前，高与鼻平；眼视右手（图4-25）。

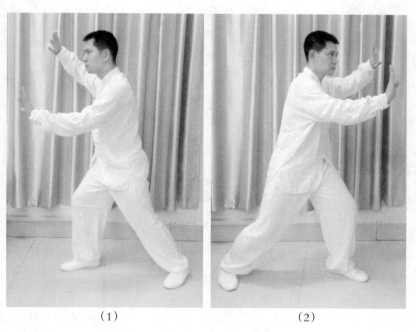

（1）　　　　　　　　　　　　　　（2）

图 4-25　左右穿梭

十九式　海底针

（1）右脚向前收拢半步，随之重心后移，右腿屈坐，上体右转，右手下落屈臂提抽至耳侧，掌心向左，指尖向前，左手向右画弧下落至腹前，掌心向下，指尖斜向右。

（2）上体左转向前俯身，左脚稍前移成左虚步，右手向前下方斜插，左手经膝前画弧搂过，按至左大腿侧，眼视右手（图4-26）。

二十式　闪通臂

（1）上体右转，恢复正直；右手提至胸前，左手屈臂收举，指尖贴近右腕内侧；左脚收至右脚内侧。

（2）左脚向前上步成左弓步；左手推至体前，右手撑于头侧上方，掌心斜向上，两手分展，眼视左手（图4-27）。

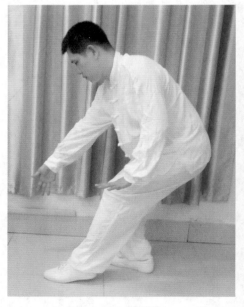 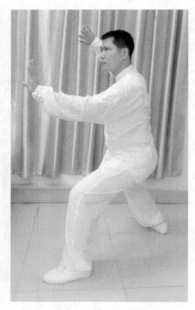

图 4-26　海底针　　　　　　　　　图 4-27　闪通臂

二十一式　转身搬拦捶

（1）重心后移，右腿屈坐，左脚尖内扣，身体右转，右手摆至体右侧，左手摆至头左侧，掌心均向外，眼视右手。

（2）重心左移，左腿屈坐，右腿自然伸直，右手握拳向下、向左画弧停于左肋前,拳心向下,左手举于左额前;眼向前平视。

（3）右脚提收至左脚内侧,再向前迈出,脚跟着地,脚尖外撇,右拳经胸前向前搬压,拳心向上,高与胸平,肘部微屈,左手经右前臂外侧下落,按于左胯旁,眼视右拳。

（4）上体右转,重心前移,右拳向右画弧至体侧,拳心向下,左臂外旋,向体前画弧,掌心斜向上方。左脚向前上步,脚跟着地,左掌拦至体前,掌心向右,右拳翻转收至腰间,拳心向上,眼视左掌。

（5）上体左转,重心前移成左弓步,右拳向前打出,肘微屈,拳眼向上,左手微收,掌指附于右前臂内侧,掌心向右(图4-28)。

二十二式 如封似闭

（1）左手翻转向上,从右前臂下向前穿出,同时右拳变掌,也翻转向上,两手交叉举于体前。

（2）重心后移,两臂屈收后引,两手分开收至胸前,与胸同宽,掌心斜相对,眼视前方。

（3）重心前移成左弓步,两掌经胸前呈弧线向前推出,高与肩平,宽与肩同(图4-29)。

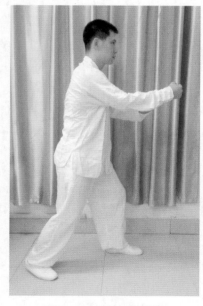

图 4-28 转身搬拦捶

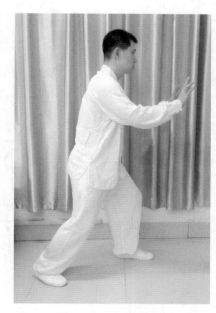

图 4-29 如封似闭

二十三式　十字手

（1）上体右转，重心右移，右腿屈坐，左脚尖内扣；右手向右摆至头前，两手心皆向外，眼视右手。上体继续右转，右脚尖外撇侧弓，右手继续画弧至身体右侧，两臂侧平举，手心皆向外，眼视右手。

（2）上体左转，重心左移，左腿屈膝侧弓，右脚尖内扣，两手画弧下落，交叉上举呈斜十字形，右手在外，手心皆向内。上体转正，右脚提起收拢半步，两腿慢慢直立；两手交叉合抱于胸前（图 4-30）。

二十四式　收势

（1）两臂内旋，两手翻转向下分开，两臂慢慢下落于身体两侧，眼视前方。

（2）左脚轻轻收回，恢复成预备姿势（图 4-31）。

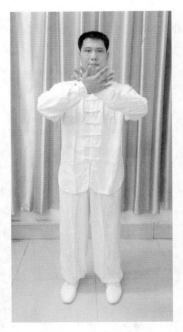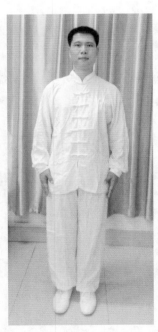

图 4-30　十字手　　　　　　　图 4-31　收势

第五章

起居协调可延年

科学有序地起居生活,可增强体质、防范疾病、促进健康,使人生活愉快、益寿延年。

❀ 起居养生源于生活实践 ❀

起居养生指人们在居住环境、作息睡眠、衣行劳逸等方面按照自然节律与人体生理特点科学安排生活的一种养生方法。

远古时期，我们的祖先为求生存而在野外与大自然搏斗，过着群居流动、起居不定、赤身裸体、风餐露宿的生活，食不果腹，疾病蔓延。相传有巢氏发明"巢住穴居"，寻找洞窟或聚木作简易居处来躲避风雨寒暑和野兽伤害；布衣氏发明"衣遮肉体"，取兽皮、树叶、羽毛编织衣着，防寒遮身；燧人氏发明"火"而后有熟食。从此原始起居文化开始萌芽。

随着生产力的发展，社会文明逐步提高，人类起居生活发生了根本的变化。从考古资料中发现，在奴隶社会就开始营造房室、纺织缝纫、烧制陶器，人们过着"后世圣人易之以宫室，上栋下宇，以待风雨"的生活，掌握了定期沐浴更衣、洒扫庭院、除虫防病等卫生生活常识。人们十分重视起居养生，研究起居生活的专著层出不穷，如《管子》指出"起居时，饮食节，寒暑适，则身利而寿命益；起居不时，饮食不节，寒暑不适，则形体累而寿命损"。

秦汉时期，宫廷就有了专门记录皇室起居生活的《禁中起居注》《明帝起居注》等。晋代葛洪《抱朴子》指出"善摄生者，卧起有四时之早晚，兴居有至和之常制"。更有载"不欲起晚，不欲多睡""早起不在鸡鸣前，晚起不在日出后""先寒而衣，先热而解"等。唐代名医孙思邈在《千金翼方》中提出顺时摄养、安居处、调衣着等起居养生方法。宋元时期的赵自化《四时养颐录》、陈直《寿亲养老新书》、丘处机《摄生消息论》等著作专门论述起居养生生活。明清时期，冷谦《修龄要旨》、万全《养生四要》、高濂《遵生八笺》、陆乐山《养生镜》等都是具有很高学术价值的起居养生专著。

随着科技的进步与社会文明的高度发展，人们的生活环境明显改善，开始了丰富多彩的多样化生活，"起居养生"成了中国文化的重要组成部分和健康生活的主要内容。

❧ 合理的起居生活使生命充满活力 ❧

合理的起居生活,有规律的作息、劳逸有度的活动,使人感到心身愉快、精力充沛、工作效率提高,生命充满活力。

人体五脏功能的协调,有赖于精气充足,源于正常的起居生活。若起居失调,生活无规律,作息时间紊乱,饮食无度,劳逸不均,就会出现五脏功能下降:心不养神而心慌心悸、失眠健忘、疲乏无力;肝火上炎而口苦胁痛、情绪抑郁、精神烦躁;脾胃运化失调而食纳不佳、腹胀体困、消化不良;肺失肃降而呼吸不畅、体力下降、容易外感;肾气不足则头晕眼花、腰背酸痛、性功能减退。

合理的起居生活,是保证气血正常运行,以维持和推动人体生命的动力,营养和滋润全身的源泉。气血充足依赖正常的起居生活。若起居失调,会损伤气血,造成气血紊乱,表现为气虚、血虚、气滞、血瘀等。如睡眠不足,会使人无精打采;饱食,终日无所事事,易精力衰退。

《养生镜·起居》指出,"不可极目远视,养肝也;不可倾耳极听,养肾也;不可唾地,养肺也;不可规造异巧,养心也;不可饥饱过度,不可多啖生冷,养脾也。此五脏之忌戒如此"。《黄帝内经》指出"久视伤血,久卧伤气,久坐伤肉,久立伤骨,久行伤筋",认为起居生活中,五官、四肢使用过度会影响健康。

❧ 劳逸结合是科学起居生活的基础 ❧

劳逸结合犹如弓箭一张一弛。《礼记》指出:"张而不弛,文武弗能也;弛而不张,文武弗为也。一张一弛,文武之道也。"人们将其比作劳逸结合,弓弦拉得过紧,可能导致断裂,弓弦放得过松,失去张力,则达不到射箭目标。劳是生命的体现,逸为体力消耗注入能量,劳逸结合才能保证身体的活力和健康长寿。

南朝陶弘景在《养性延命录》指出:"劳苦胜于逸乐也,能从朝至暮,常有所为,使之不息乃快。"坚持适当的体力劳动,可直接锻炼肢体,使关节运动灵活,肌肉发达而不易萎缩,抵抗骨质疏松,对心、脑、肾、肺功能和全身组织代谢都有促进作用。清代颜习斋《言行录》提出"养生莫善于习动""一身动则一身强"的观点。

人的大脑用进废退,适度用脑对脑细胞代谢、活跃思维有促进作用,可抵抗脑功能过早衰退。老年人中在长期从事体力劳动和脑力劳动时身体健康,退休后"刀枪入库,解甲归田",不读书、不活动,却出现动作不灵、思维迟钝、体质下降、衰老加速的现象。明代吕叔简《呻吟语》说:"心要常操,身要常劳,心愈操愈精明,身愈劳愈强健,但自不可过耳。"适度体力劳动与脑力劳动有益于健康,但体力劳动过度或用脑过度对人体有害,应做到劳逸结合、劳不过度、逸不损神、体脑间用。

良好的居住环境有利于健康

住宅是人们日常生活和居住的场所。人的一生大部分时间是在住宅内生活。良好的居住内环境对机体是一种良性刺激,使中枢神经系统处于稳定状态,对提高人体各系统的生理功能、增强抗病能力有重要作用。

住宅选择:环境安静,空气清新,生活便利,绿化充足,避免交通噪声和汽车尾气污染。

居住层高:住宅底层应高出地面 10 ～ 20cm,有利于排水放湿。层高南方不少于 2.8m,北方以 2.6 ～ 3m 为宜。人们在一定空间生活,呼吸会造成一定范围内的空气改变。如果居住空间过于狭窄,二氧化碳或其他有害气体浓度会增高,对健康不利。适宜的空间有利于空气对流、通风散热。

居住朝向:阳光进入室内,可杀菌抗病、清洁空气、消除人体疲劳,使人精神愉快,心情舒畅。窗户采光建议占室内地面面积的 1/10 ～ 1/8。为满足室内采光,居室以朝南为宜。门窗向阳,有利于自然通风,保证阳光充足,冬暖夏凉,阴阳适中。楼与楼之间应保持一定空间,墙与天花板宜洁白,家具、玻璃要干净明亮,可提高室内明亮度。

居室温度:室内夏季最理想的温度为 24 ～ 26℃,冬季为 16 ～ 18℃。适宜的室温,能使人体的体温保持适宜的水平。室温过高使人散热不良、心率加快、血管扩张、血液循环增加、体温增高,室温过低则相反。可利用开窗通风、电风扇、制冷或取暖设备来调节和改善室内温度。

居室湿度：以夏季在 30% ～ 70%，冬季在 30% ～ 40% 为宜。室内空气湿度过低，使呼吸道黏膜水分大量散失，口干咽燥，呼吸道防御功能下降。可通过在地板适当浇水或用湿拖把拖地板、湿毛巾擦家具等方法来调节室内湿度。室内湿度过高，使人感到沉闷，关节疼痛，应开窗通风，或用排气扇将室内潮湿空气外排。

防止过度装修造成的健康隐患，例如地板、橱柜、电视机的背景墙、地毯、窗帘等都可能隐藏着危害健康的"隐形杀手"——甲醛、苯、有机酮等有害物质。其中，甲醛已经被世界卫生组织确定为致癌和致畸形物质，过多的甲醛可能会造成人体病变。避免整个家装板材中甲醛释放量的累积效应与整体效应，可以有效地减少室内空气的污染。

·❡ 起居养生应顺应四时，天人相应 ❡·

日节律起居生活

一日的白昼与黑夜交替，是地球自转出现的日节律现象，对人类产生直接的影响。《素问·金匮真言论》曰："平旦至日中，天之阳，阳中之阳也；日中至黄昏，天之阳，阳中之阴也；合夜至鸡鸣，天之阴，阴中之阴也；鸡鸣至平旦，天之阴，阴中之阳也。故人亦应之。"从日节律的阴阳消长观点来认识起居养生：一日之内，白昼为阳，有阳中之阳和阳中之阴之分；黑夜为阴，有阴中之阴和阴中之阳之分。一日节律与人相应的生理特点：白天阳气旺盛，阴气内守，精力充沛，活动能力大；入夜阴气旺盛，阳气潜藏，进入合眼休眠状态。以上说明古代人们对一日节律就有深刻的认识。

现代时间生物学认为，日节律的宇宙时空变化，人体生理变化有客观的指标。一般而言，上午 10 时，人体注意力和记忆力处于最佳状态，工作效率高；13 ～ 14 时，人体感到疲倦，应当进行午休；22 时人体功能进入低潮，是夜晚入睡的时候。又如 24 小时血压变化：上午 9 ～ 11 时、下午 3 ～ 6 时为两个峰值，入夜血压下降，半夜至早晨最低。人体温度也有周期的节律变化：下午 3 ～ 6 时最高，可达 37.5℃，凌晨 2 时最低，只有 36.5℃。

所以,一日起居养生需遵照自然节律和人体生理特点,科学安排生活。如早晨按时起床活动,入夜及时就寝;白天适当多安排工作,切忌夜间紧张繁忙;上午保证足够的饮食,避免夜宵等。这样才能保证身体健康,精力充沛。

月节律起居

月节律是月球运转过程中与地球作用所发生的一种自然现象。从月亏到月满为 29～30 天,平均为 29.3 天。《素问·八正神明论》云:"月始生,则血气始精,卫气始行;月郭满,则血气实,肌肉坚;月郭空,则肌肉减,经络虚,卫气去,形独居,是以因天时而调血气也。"这是几千年前对月节律与人体生理变化的认识,描述了月满与月亏时人体的气血变化,提出要顺应天时调气血。现代研究显示,在月满和亏月时,人的情绪波动比较大。

月节律养生应遵循人体的生理规律。如月满时阳气旺盛,月亏时阴气有余,阳常不足,同时,应随时注意情绪调节。

年节律起居

年节律是地球绕太阳公转出现的四季周期性变化,其表现有春、夏、秋、冬的季节变换及与之相适应的季节特点。在人体也相应地出现春夏阳气偏盛、秋冬阴气偏旺的春生、夏长、秋收、冬藏的生理特点。一年四季养生要顺应自然规律的变化。

春天风和日暖,白昼渐长,草木发芽,蛰虫伏起,人体充满生机,给人带来精神奋发喜悦之情。同时气候寒暖多变,人的皮肤汗孔开合和气管调节功能变化较大,易外感风寒和患呼吸道疾病。春日起居养生,居室空气要流通,宜晨时早起,提倡通过户外散步活动锻炼身体,"春不忙减衣",以增强对外界环境变化的适应能力。

夏季草木茂盛,白昼时长,是人类养生的好时光,要早起活动,避午热。天气炎热,暑湿交加,出汗过多,易造成体液不足或排汗困难,易中暑,所以夏天宜多补充水分,注意防暑,切不可过于贪凉。

秋季"秋高气爽",气候宜人,适合外出旅游休闲。白昼渐短,入夜早睡,早起活动。同时气候干燥,早晚温差大,宜多进水果防燥。"宁可常带三分寒,不可棉裹一身汗",防止过早添衣,以提高机体御寒能力,"应秋临冬"。

　　冬季寒冷,草木凋谢,昆虫蛰伏,日短夜长,人的体力消耗相对减少,宜早睡晚起,沐浴阳光,增加锻炼,促进体内代谢,防止骨质疏松等疾病的发生。

❧ 有效睡眠有益居家养生 ❧

　　天有昼夜,人有寤寐。睡眠同食物、空气、水一样重要。研究表明,健康人缺失三个夜间睡眠,就难以坚持日常活动,会使人坐立不安,情绪波动,记忆力减退,判断能力下降,甚至出现一些错觉和幻觉。合理有效的睡眠对消除人体疲劳、调节机体神经内分泌和代谢功能平衡有重要作用,也是养生不可缺少的要素。

　　睡眠有利于消除疲劳、保护大脑、稳定情绪、储备能量、增强免疫、促进发育、延缓衰老、防病治病等,对人体健康起到了积极作用。

　　(1)保护心血管:卧位使静脉回流增加,心脏射血压力减轻,保证了全身的血液供应。因此,心率减慢、血压下降,可使身体保持良好的状态。充足睡眠有保护心血管的作用。

　　(2)调整呼吸功能:睡眠时心排血量减少,外周血压降低,但肺动脉压轻度升高,有利于肺脏血液供应和血氧交换。同时,由于人体的需氧量减少,呼吸变浅、变慢,能使肺脏得到有效的休息。

　　(3)调节消化、吸收功能:卧位使肝脏血液回流增加、胃肠道保持良好的血液供应;吞咽和食管蠕动降低;肝脏代谢功能及胃肠的运动、分泌吸收功能减缓,使消化系统得到休息,保证第二天良好的消化状态。

　　(4)稳定内分泌功能:睡眠时脑的功能处于相对安静水平,人体对能量需求和内分泌需求减少。人体耗能减少,如体温下降、收缩压降低、脉率减慢。

　　(5)保护大脑功能:正常快波睡眠和慢波睡眠时间在睡眠中构成一定的比例,保证大脑得到充分的休息和功能恢复,储备能量,可增强记忆、学习和对事物的认知能力。睡眠对保护大脑、恢复精力、提高思维能力具有重要意义。

（6）增强免疫力：睡眠状态能产生更多抗体，增强机体的抵抗力，防止疾病的发生。睡眠时血脑屏障通透性减弱，可减少细菌产生的有害物质通过血脑屏障进入中枢神经系统造成的损害。

（7）促进儿童生长发育：儿童的生长在睡眠状态下速度增快，充足的睡眠可保证大脑发育，保证身高增长，促进生长发育。保证儿童充足的睡眠是促进其生长发育的重要条件。

（8）延缓衰老和促进长寿：睡眠是人类适应性行为，是生存的基础。调查研究资料表明，良好而正常的睡眠是人健康长寿的重要因素。

（9）稳定人的心理健康：睡眠是保护人的心理健康与维护正常心理活动的重要因素。睡眠充足，精力充沛，精神饱满，心态处于平衡状态，则人的思维健康有序。睡眠不足，容易使人烦躁不安、心情激动、精力分散。长期睡眠不足，会造成心理障碍和精神疾病。临床上常把睡眠作为一种治疗手段，用来治疗顽固性疼痛和精神疾患，帮助患者度过最痛苦的时期，促使疾病康复。

（10）有益肌肤滋养：充足的睡眠有益于皮肤滋养。在睡眠过程中皮肤毛细血管循环增多，保证了皮肤上皮细胞的营养供应，同时分泌和清除过程加强，加快了皮肤的再生，有抵抗皮肤衰老的作用。

优质睡眠需要良好的环境

睡眠环境

卧室通透卫生，减少灰尘、病毒、细菌残留，可防范呼吸道疾病和皮肤感染。卧室应舒适安静，远离嘈杂环境和闹市的杂音。定时开窗通风，避免潮湿、污浊之气滞留，保证阳光照射和空气流通，使室内氧气充足，有利于睡眠。睡眠时关灯或窗帘遮光，使卧室光线幽暗，令人心境平静，容易入眠。卧室温度以20℃左右、湿度以40%左右为宜。

睡眠卧具

床铺适度宽敞，便于翻身，床高0.5m，便于上下床；床垫宜软硬适中，冬天床板以硬板上垫10cm的棉垫，夏天竹床、棕床都适合于睡眠。但忌用过软的钢丝床，否则，容易使脊柱周围韧带和关节负荷增加，肌肉被动紧张,造成腰背疼痛。被褥要轻软舒适,勤拆洗,经常晾晒。枕头高低以5～8cm 为宜,过低容易使脑部充血,醒后头胀痛、面目水肿;过高则颈部肌肉易受到牵拉而形成"落枕"。枕芯应选用透气性大、流动性好的材料,如荞麦皮、谷壳。药枕选用方面,小儿宜选用有利于头部发育的小米枕,老年人宜选用菊花枕,阴虚者选用绿豆枕、黑豆枕,阳亢者选用夏枯草枕、蚕沙枕等。

睡眠姿势

睡眠养生主张春夏养阳头宜朝东卧,秋冬养阴头宜朝西卧;也有认为一年四季头宜朝东卧,因头为诸阳之会,位于人体上部,气血生发所向,东方位主春,能生万物之气,以保证升清降浊,有健脑作用。但不主张头朝北卧位,因北属水,为阴中之阴,主冬主寒,直伤人体头之元阳。

·❸ 良好的睡前状态可提高睡眠质量 ❸·

良好睡前状态,有利于提高睡眠质量。

情绪与睡眠

入睡前宜情绪松弛,恬淡虚静,心神安定,无忧无虑,身心平静,心态安宁。忌忧虑恼怒,避免过度的脑力活动,以及纵情谈笑、愤怒、激动、忧思、悲伤等不良情绪。

饮食与睡眠

饮食适度,食不过饱过饥。中医学认为"胃不和则卧不安",临睡前尽量少进食或不进食,因为临睡进食,会增加胃肠负担,使人撑胀饱闷,既影响入睡,又易导致肥胖。特别要忌浓茶、巧克力、咖啡、可可等不利于睡眠的食品。但能量不足者,睡前喝杯热牛奶,可补充大脑营养,有利于睡眠。

运动与睡眠

睡前半小时不宜运动,避免跑步、打球等剧烈活动,否则会使交感神经兴奋和脏腑代谢率增强而导致不易入睡。

睡前养生方法

温热水泡脚、按摩足心等,能引血下行,安定心神。听听音乐,能帮助机体放松,容易进入梦乡。睡前淋浴有利于大脑神经稳定,改善皮肤循环,提高睡眠质量。

睡前梳头可刺激头皮神经末梢,消除紧张状态,促进大脑血液循环,调节皮质神经功能,起到催眠作用。头部百会穴是全身经络汇聚之处,梳头可疏通气血,滋养头发,健脑聪耳,明目养神,散风除湿,缓解头痛,降低血压,消除疲劳,延缓衰老。

❀睡眠十忌❀

睡眠有十忌:忌忧思恼怒,忌睡前进食,忌睡卧言谈,忌蒙头掩面睡觉,忌张口睡眠,忌睡卧对灯,忌覆首睡眠,忌卧处当风,忌睡卧吸烟,忌夫妻抱眠。

(1)忧思恼怒,会给大脑发出强烈信号,导致自主神经功能紊乱,交感神经兴奋,难以入睡。

(2)睡前进食,脑肠互动反射增强,特别是有胃肠功能紊乱者,可诱发胃食管反流,出现咽部不适,咳嗽,影响睡眠。

(3)睡卧言谈,会增强脑神经张力,兴奋脑神经,给大脑留下兴奋灶,导致不能入睡。

(4)蒙头掩面睡觉则会吸入自己呼出的大量二氧化碳及身体蒸发出的有害物质,影响肺的正常通气功能,不利于睡眠质量的提高。

(5)张口睡眠呼吸时气体没有经过鼻腔的过滤和湿润就进入肺部,肺脏易受冷空气和灰尘等刺激。同时,口腔肌群运动增强,导致睡眠状态不协调,有损健康;儿童张口睡眠,久则易切牙突出,影响颌部的正常发育。

(6)睡卧对灯,灯光透过眼睑刺激视神经,容易使人觉醒,而光线幽暗则睡眠状态容易形成。

(7)覆首睡眠,会直接压迫胸腔,阻碍肺通气和心脏搏动,导致氧分压下降和脑供血不足,是不可取的睡眠姿势。

(8)卧处当风,指睡觉的地方对着风道或面对风扇、空调睡觉。卧处当风会对头面部进行直接刺激,影响脑神经进入睡眠状态,容易使人觉醒,也容易导致风邪感冒。

（9）睡卧吸烟，可使儿茶酚胺增高，二氧化碳滞留时间延长，影响睡眠。昼夜不断吸烟，会干扰觉醒与睡眠周期。

（10）夫妻抱眠，双方吸入的气体是对方呼出的二氧化碳废气，可导致氧气吸入不足，使双方睡眠中枢受到抑制，觉醒后感觉头脑昏沉。长期夫妻抱眠，会使思维和记忆力下降，影响工作和学习效率。

古人倡导许多醒后保健方法，如伸展和转动肢体、自我按摩、叩齿咽津、摩面、调节呼吸等。这些方法使气血流畅、肢体灵活，有利于大脑皮质稳定，构建健康的睡眠质量。

起居养生——沐浴

沐浴有热水浴和冷水浴，其清洁皮肤、消除疲劳、调节体温，可促进新陈代谢。

热水浴：沐浴中的洗擦动作，可刺激皮肤穴位，增强自我按摩功效，增强体质、促进健康。热水浴后给人以心情舒畅、精神振奋的美好感觉。沐浴水温一般以 37～40℃为宜，沐浴时间在 10～15 分钟。

冷水浴：经常用冷水沐浴，可以增强体质，提高人体对外环境的适应性，有预防呼吸道感染、增进食欲的作用，对增强各脏腑功能也有良好的效果。人对冷水浴有一个适应过程，一般从夏天开始，慢慢过渡到冬天。冷水浴要因人而异，体质下降或生病期间，不可勉强。

沐浴宜采用淋浴，尽量不用盆浴，避免到公共浴池泡浴，以防止传染性疾病感染。

不良生活方式引发的颈椎病

颈椎病是由于颈椎间盘退行性变化、椎体骨质增生、慢性劳损出现的一系列临床综合征。本病与现代不良生活方式有关，特别是长时间使用手机、电脑，体位姿势不当等。本病中医学属于"痹证""痿证""头痛""眩晕""颈强"等范畴。颈椎病常见症状有头晕、头痛、肩颈臂酸痛、上肢麻木无力、异常出汗、瘫痪、失明等，严重时可发生猝倒。根据颈椎病病变情况，颈椎病临床分为颈型、神经根型、脊髓型、椎动脉型、交感神经型、混合型6种类型。

日常养护需注意以下几种情况。

（1）改正不良姿势。避免长时间驼背、低头工作,如玩手机、打电脑、看书、写字等。坐位工作应腰部挺直,颈部中立稍曲,防范颈、腰关节肌肉劳损。

（2）防止长时间吹空调、电风扇,避免寒冷或潮湿的环境下长期伏案工作,保护颈椎及周围组织,防止颈椎病发生,促进颈椎病康复。

（3）避免颈部急性损伤,如上肢提取重物,悬吊重力传递到颈椎,使颈椎受到牵拉,增加颈椎及椎间盘、韧带、肌肉之间的相互压力,出现病理损伤。

（4）颈部锻炼。有步骤地进行颈部屈伸、侧曲和旋转运动,可增强颈关节、肌肉、韧带的功能。颈椎病患者需定时改变头颈部体位,可抬头并向四周适当地轻轻活动颈部,避免颈椎处于弯曲状态。

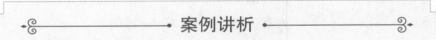
案例讲析

【案1】

李某,女,60岁,泉州人,2018年4月15日就诊。病史:头晕,颈部酸痛,四肢无力,上肢不自主震颤,步行障碍,记忆力下降,全身疼痛,大量出汗5年,经住院检查,诊断为帕金森病。应用西药抗震颤治疗,症状没有改善,要求改用中药治疗。检查:血压120/80mmHg,心、肺功能正常。

患者精神疲乏,双上肢颤动难以控制,右上肢上举受限,步态不稳,行动困难,构音障碍。克尼格征(-)布鲁津斯基征(-),巴宾斯基征(-),上肢肌张力增强,下肢肌张力下降。颈椎X线片示颈椎生理曲度变直,颈椎5~7椎体缘增生,椎间隙狭窄,椎间关节不稳。舌淡,脉细无力。诊断:颈椎病(混合型)。中医辨证论治:气血两虚。予补益气血,通筋活络,穴位注射治疗(每周一次)2个月,症状改善,上肢不自主震颤消失,已能自理生活。

按:本病由长期提物、劳动过度等不当生活方式引发,导致颈椎、韧带、肌肉劳损,出现颈椎病一系列病变,应用中药补益气血,可使全身症状很快得到改善。

【案2】

王某,女,35岁,厦门人,2018年6月19日就诊。病史:头晕头疼,颈部酸痛3天,因近日彻夜通宵用手机观看"世界杯"发病。平素体检血压、生化均正常。检查:颈部压痛,颈肩肌群僵硬,血压160/120mmHg,心、肺检查正常。四肢活动正常,神经体征未引出。颈椎X线片示颈椎生理曲度变直。诊断:颈椎病(颈型)。中医辨证论治:气滞阻络。治宜理气通络。注意休息,停止使用手机,每天按摩风池、大椎、合谷、肩井、曲池,至症状消失。

第六章
四时养生护健康

春暖、夏暑、秋凉、冬寒四时变化,影响人体生理功能,因人、因时、因地制宜,顺应四时变化调摄身体,是防病健身、延年益寿的重要保证。

四时养生是"天人相应"的具体实践

《素问·宝命全形论》曰:"夫人生于地,悬命于天,天地合气,命之曰人。人能应四时者,天地为之父母;知万物者,谓之天子。"人的生活和自然界是密切关联的。人类的生活规律应遵循自然规律,适应四时的变迁,使自然的一切成为生命的源泉。一年四季的周期性气候变化有其相应的特点,人体自身变化亦受大自然的影响,故应动态性自我调节适应自然界的变化以生存发展。《素问·阴阳应象大论》曰:"天有四时五行,以生长收藏,以生寒暑燥湿风。人有五脏化五气,以生喜怒悲忧恐。"四季影响万物,形成一定的规律,人体与自然相互统一,相互协调,不可分割,体现了"天人相应"的和谐关系。《灵枢·岁露论》曰:"人与天地相参也,与日月相应也。故月满则海水西盛。人血气积,肌肉充,皮肤致,毛发坚,腠理郄,烟垢著。"它阐明了人与自然相互依存的密切关系。《素问·生气通天论》曰:"夫自古通天者,生之本,本于阴阳。天地之间,六合之内,其气九州、九窍、五脏十二节,皆通乎天气。其生五,其气三,数犯此者,则邪气伤人,此寿命之本也。"这说明了人类顺应自然生存的道理。

一年四季春、夏、秋、冬四时的寒、热、温、凉变化,是阴阳消长、相互转化形成的。冬至阳生,由春到夏是阳长阴消的过程,形成春之温,夏之热;夏至阴生,由秋至冬是阴长阳消的过程,形成秋之凉,冬之寒。春夏属阳,秋冬属阴,自然节气随气候变迁而发生春生、夏长、秋收、冬藏的变化。"四时养生"观念认为,春夏之时宜保养阳气,秋冬之时宜保养阴气,故有"春夏养阳,秋冬养阴"之说。

四时养生是"天人相应"思想的具体体现,顺应自然是四时养生的原则。这就要求人们对情绪活动、起居作息、饮食五味都要根据四时的变化而做相应调整。根据气候特点、个体差异,采取相应的养护调摄,使阴阳平衡、经络通达、气血旺盛、脏腑协调,以增强体质,益寿延年。

调摄阴阳是四时养生的法则

《素问·阴阳应象大论》曰："阴阳者,天地之道也,万物之纲纪,变化之父母,生杀之本始,神明之府也。"阴阳是宇宙间万物运动的一般规律,是万物的纲纪、变化的起源、生长毁灭的根本。四季养生,调理阴阳是基本法则。

《素问·四气调神大论》曰："夫四时阴阳者,万物之根本也。所以圣人春夏养阳,秋冬养阴,以从其根,故与万物沉浮于生长之门。逆其根,则伐其本,坏其真矣。故阴阳四时者,万物之始终也,死生之本也。逆之则灾害生,从之则苛疾不起,是谓得道。"这是四时养生重在调整阴阳的道理。《类经》曰："今人有春夏不能养阳者,每因风凉生冷,伤此阳气,以致秋冬多患疟泻,此阴胜之为病也。有秋冬不能养阴者,每因纵欲过热,伤此阴气,以致春夏多患火证,此阳胜之为病也。"告诉人们,不能顺应四时养生,会导致阴阳失调,是疾病发生的因素。

五行所属五脏:肝属木、心属火、脾属土、肺属金、肾属水。从相生的规律来看:春应肝而养生、夏应心而养长、长夏应脾而养化、秋应肺而养收、冬应肾而养藏。《灵枢·本神》曰："智者之养生也,必顺四时而适寒暑,和喜怒而安居处,节阴阳而调刚柔。如是,则僻邪不至,长生久视。"

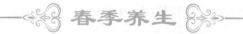

春季养生

春天阳气升发,万物始生,人体充满生机活力。春季养阳,为一年构建健康快乐的源泉;春季养肝,调摄"春困"让生活充满生机;消除"春愁"使人精神焕发。春天气候无常,养生需尊重自然规律,防范春季疾病发生。

春季气候特点与养生原则

春季为阴历1～3月,阳历一般从2月2日～5日开始至5月5日～7

日结束。春季包括立春、雨水、惊蛰、春分、清明、谷雨 6 个节气。

立春是二十四节气的第一个节气,此时太阳移到黄经 315°,是春天的开始,俗称"打春",有东风解冻、气温回升、白天渐长、万物复苏之感。

雨水节气时,太阳移到黄经 330°,标志着雨水的到来,空气湿润,气温逐渐回暖。同时冰雪融化,冷空气活动较频繁,有"倒春寒"出现。

惊蛰节气时,太阳移到黄经 345°,春雷阵阵,惊醒了冬眠的动物,是物候学上的自然现象。俗语说:"雷打惊蛰谷米贱,惊蛰闻雷米如泥。"此时我国大部分地区进入农耕期。

春分节气时,太阳移到黄经 0°,直射赤道,所以这一天白昼和黑夜的时长基本一样,日照时间变长,气温回暖。随着白昼时间变长,晚上时间变短,季节由阴转阳,阳气始发向上,农作物进入生长阶段,正是春意融融的好季节。

清明节气时,太阳移到黄经 15°,天清地明,气温回升,时有多雨阴凉,有美丽与凄清之感。"残芳荏苒双飞蝶,晓睡朦胧百啭莺""清明时节雨纷纷,路上行人欲断魂",皆是描绘了清明时节的自然特点。

谷雨气节时,太阳移到黄经 30°,降水显著增多,有"雨水生百谷"之说,气温上升,是植物生长的大好季节,农业生产进入繁忙时节。

春季为四时之首,万象更新之始。大地复苏、阳气升发、植物发芽、蛰虫苏醒。自然界充满生机,一派欣欣向荣的景象。此时人体代谢功能活跃,内分泌水平提高,气血趋于肌表,阳气升发,向外蒸腾。春季属木,方位在东,季节多风,气色属青,以肝相应,生化为本。春季养生,要顺应春天阳气升发、万物始生的特点,注意保护阳气与肝气。

春季养生要点

养护阳气

春天,气候转暖,气温回升,促进人体阳气升发。春天养生,要注重养护阳气。春季养阳,在情绪上避免暴怒忧郁损伤阳气,以乐观恬淡的心情养护阳气。饮食上应避免进食过于寒冷的食品,应选择米面、大枣、甘蔗等温润之品,以促进阳气升发。人体经过一夜休整,阴静阳潜,早晨起床之后,有意识地做扩胸、外展四肢、伸腰活动,随着日出而动,吸进自然清新的空气,可促进阳气升发。

"春捂防冻",是顺应气候保护阳气的养生方法之一。春季温度低于15°,是"春捂"的标准,当天气转凉,要及时加衣御寒,不能过度减衣,防止受凉冻体。唐代孙思邈在《备急千金要方》中指出:春天不可薄衣,令人伤寒、食不消、头痛,春时衣着宜下厚上薄,以养阳收阴。曹庭栋《老老恒言》亦云:"春冻未泮,下体宁过于暖,上体无妨略减,所以养阳之生气。"养生学家嵇康还提出"早梳头晚泡脚"的阳气养生方法。

养护肝气

《素问·四气调神大论》曰:"春三月,此谓发陈,天地俱生,万物以荣,夜卧早起,广步于庭,被发缓形,以使志生,生而勿杀,予而勿夺,赏而勿罚,此春气之应,养生之道也。逆之则伤肝,夏为寒变,奉长者少。"说的是,春天是万物推陈出新的季节,天地之间生气发动,万物出现欣欣向荣景象。随着昼长夜短的变化,人们可以晚一些入睡,早一点起床,到庭院散散步,披开头发,舒缓形体,使精神活泼,充满生机。就像对待初生万物一样:要让其生长,而不要杀害;要给予升发,不能剥夺;只应赏心悦目,不要摧残。这就是顺应春天调养"生气"的做法。否则,损伤肝气,到了夏天,易变生寒性疾病,使人适应夏季盛长之气的能力减少。

中医学认为,肝与脾互为表里,肝与肾同源。春天在养护肝气的同时,也要注意养护脾肾。

ꙮ 调摄"春困"养精神 ꙮ

中国古时有"春困"之说,古诗谓"春眠不觉晓"。调摄"春困",提高工作效率,是春季养生不可缺少的内容。

早晚梳头,选择不产生静电的牛角梳或木梳,或用双手五指代替梳子,从前发际梳向后发际及颞部发际。梳头有通达阳气、行滞解郁、疏通血脉、改善头部血液循环、健脑和消除疲劳的作用。

疲倦之时,双手拇指分别按摩头部太阳穴和合谷穴数分钟,有益于解除"春困",使人体迅速进入清醒状态。加强体育锻炼,促进血液循环和对氧的利用,提高中枢神经系统的兴奋性。

适当调整饮食,李时珍《本草纲目》提倡适当进食辛甘发散食品,"以葱、蒜、韭、蓼、蒿、芥等辛辣之菜,杂和而食",有助于春天阳气升发,解除"春困"。进食含钾丰富的食品,如海带、紫菜、羊栖菜、茶饮、豆制品、香蕉等,避免人体因缺钾而引起肌肉疲乏无力、精神困倦。

消除"春愁"调情志

古有"春愁"之说,如唐代张祜诗"伤心日暮烟霞起,无限春愁生翠眉",宋代陆游诗"骑马悠然欲断魂,春愁满眼与谁论"。

中医理论认为肝属木,与春季相应,因此春季养生宜养肝。肝的生理特性为"主疏泄""喜条达而恶抑郁"。所以春天宜进行精神调摄,凡事要心胸开阔,情绪乐观,戒郁怒以养性。培养热爱生活、热爱大自然的良好情怀,外出踏春,游览风景,赏花观鸟,散步练功,以此陶冶性情,会使气血调畅、精神旺盛,使精神情志与春季的大自然相适应,充满勃勃生机,以利春阳升发。切忌孤眠独坐,自生郁闷。保持心情舒畅,努力做到不着急、不生气、不发怒,以保证肝的舒畅条达。

春季养生宜减酸增甘

春天肝的疏泄功能旺盛,人体新陈代谢加快,营养消耗相应增加,春季饮食要根据个人体质进行选择。

春季阳气初生,宜食辛甘发散之品,而不宜食酸收之味,故《素问·藏气法时论》曰:"肝主春……肝苦急,急食甘以缓之,……肝欲散,急食辛以散之,用辛补之,酸泻之。"酸味入肝,且具收敛之性,不利于阳气的升发和肝气的疏泄,且影响脾胃的运化功能,故《摄生消息论》曰:"当春之时,食味宜减酸增甘,以养脾气。"

春季宜多选用清淡,既升发又富营养之品,补充人体必需的维生素,以增强体质、提高免疫力。忌过于酸涩、油腻、生冷、干燥、辛辣的食物。宜选择的时令水果和蔬菜包括枇杷、菠萝、草莓、樱桃、春笋、韭菜、菠菜、香椿、荠菜、香菜、葱、姜、麦、枣、花生等。适当补充鸡蛋、牛奶、鱼类、牛肉、鸡肉和豆制品等优质蛋白质，以增强体质。

　　大蒜是春季养肝食品，但大蒜辛温、散气、损目，气血虚者慎用。春季阳气上升容易伤阴，可选百合、山药、莲子、芡实、麦芽等作为食疗之品，其有疏肝养脾阴的作用。

❧ 春季养生常用穴位 ❧

　　春季穴位养生保健应调理肝气、健脾补肾、保护阳气，以适应春季气候变化，增强抗病能力，促进身体健康。

风池

风池穴属足少阳胆经。

定位：脑后两大筋的两旁与耳垂平行凹陷处（图 2-8）。

功效主治：此穴有壮阳益气功效。治疗感冒头痛、眩晕耳聋、颈部酸痛、落枕失眠。

操作：以拇指揉按 2 分钟，以局部酸胀为宜。

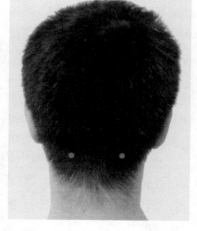

图 2-8　风池

合谷

合谷穴属手阳明大肠经，原穴。

定位：位于手背第 1、2 掌骨间，第 2 掌骨桡侧的中点处（图 2-9）。

功效主治：合谷穴有镇静活络、解表泻热功效。治疗头痛发热、目赤耳聋、口眼㖞斜、牙痛、经闭滞产等。

操作：用拇指按揉 2 分钟，以有酸胀感觉为度。

足三里

足三里穴属足阳明胃经。

定位：位于小腿前外侧，犊鼻下 3 寸，距胫骨前缘一横指（图 2-10）。

功效主治：为调理脾胃要穴，有增强免疫、扶正祛邪功效。主治胃痛呕吐、腹胀泄泻、下肢痿痹。

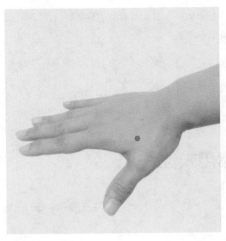

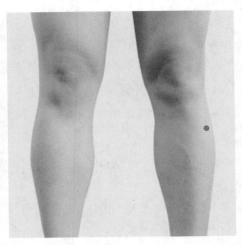

图 2-9　合谷　　　　　　　　　　图 2-10　足三里

操作:用拇指或中指按压,每次每穴按压 3 ~ 4 分钟,以有酸胀发热感为度。

然谷

然谷穴属足少阴肾经。

定位:位于足内踝前下方,舟骨粗隆下方赤白肉际凹陷中(图 6-1)。

功效主治:然谷常用于治疗咽喉肿痛、小便不利、遗精、泄泻、月经不调、下肢痿痹等。

操作:用拇指指腹按揉 2 分钟,逐渐发力,以感觉胀痛为度。

期门

期门穴属足厥阴肝经。

定位:位于胸,乳头直下第 6 肋间隙,前正中线旁开四寸(图 6-2)。

功效主治:有疏肝理气、活血通络、健脾和胃功能。治疗胸胁胀满、呕吐呃逆、吞酸腹胀、乳房胀痛、肋间神经痛、月经不调。

操作:用双手拇指按揉 30 次,力度适中。

肝俞

肝俞穴属足太阳膀胱经。

定位:位于背部第 9 胸椎棘突下,旁开 1.5 寸(图 6-3)。

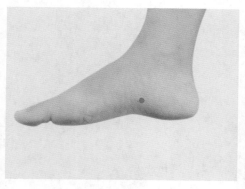

图 6-1　然谷

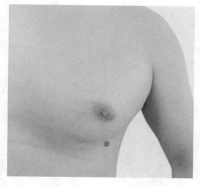

图 6-2　期门

功效主治：本穴内应肝脏，为肝气在背部输注、转输之处，是治疗肝病的要穴。具有疏肝理气、养血滋阴、行气止痛功效。治疗胸痛腹痛、脊背痛、肝病等。

操作：用拇指指腹点按 3 分钟，以感觉压痛为宜。

肾俞

肾俞穴属足太阳膀胱经。

定位：位于第 2 腰椎棘突下，旁开 1.5 寸（图 2-7）。

图 6-3　肝俞

功效主治：有益气壮阳、强腰利水功能。治疗遗精遗尿、阳痿早泄、月经不调、腰背酸痛、头晕耳鸣、喘咳少气、小便不利、水肿等。

操作：用双手拇指按揉本穴，由外向内做环形旋转按摩 30 次，力度均匀，以感觉酸胀为度。

太冲

太冲穴属足厥阴肝经。

定位：位于足背，第 1、2 趾骨间隙后方凹陷处（图 2-11）。

功效主治：本穴有平肝息风、活络宁神作用。常用于治疗脑血管病、头痛眩晕、目赤肿痛、肋间神经痛、月经不调、下肢瘫痪等。

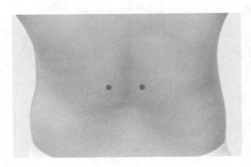

图 2-7　肾俞

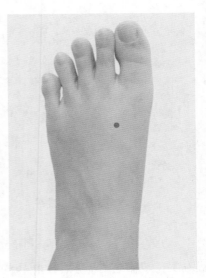

图 2-11　太冲

操作：用拇指点按本穴 30 次，力度连续均匀，由轻渐重。

❧ 春季常见病调养要点 ❧

呼吸道疾病

春季气候温差变化大，阳气不足者，卫外功能下降，汗出易受凉，易诱发呼吸道感染、支气管哮喘、急性肺炎等。

早春之时，要注意防寒保暖，衣着适当，根据气候变化随时增减衣服，避免穿得过多和过少，出汗迎风受凉感冒；注意多饮开水，增强上呼吸道免疫功能，提高免疫力，防止细菌和病毒感染；注意饮食均衡，合理膳食，荤素搭配，避免摄入热量过高、脂肪过多的油炸食品而导致肺胃热；加强运动锻炼，促进血液循环，增加氧气、营养物质的吸收及二氧化碳、代谢废物的排泄，增强免疫功能；保证充足睡眠，避免疲劳过度而导致免疫功能下降；室内经常开窗通风，增加阳光照射，保证室内清洁卫生。

心血管疾病

"倒春寒"是春季常见气候，会导致人体寒气内引，血管收缩，气机不畅，诱发脑卒中、心绞痛、心肌梗死。春季应注意情绪调节，防止急躁情绪，避免情志伤身;加强运动锻炼,提高心血管潜在功能,预防血液黏稠度增高;避免过度饮食,控制油腻饮食。饮茶可以降低纤维蛋白原活性和抗血小板聚集,食用黑木耳等可降低血液黏稠度、保护心血管。

消化道疾病

春天气候多变,常使胃肠道功能紊乱。当睡眠不足,脑肠互动功能失调,胃肠道运动减弱,食物在消化道停留时间增长,容易造成反流性食管炎、胃炎、功能性便秘。脾胃虚弱者,消化功能差,受凉后容易出现腹痛、腹泻。春季应避免情绪紧张,劳累过度,进而影响消化、吸收,出现胃肠道功能紊乱。适当运动锻炼,可促进胃肠功能,有利于消化、吸收。合理饮食,防止饮食过度,避免食用油腻、煎炸、不卫生食品。

骨关节疾病

春季温度仍比较低,缺少运动、阳气不足者,骨关节功能薄弱。当温度下降,肢体末梢循环减少,更容易发生骨关节疾病。平时应加强运动,适度活动骨关节,增强骨关节和周围肌肉群的功能。注意防寒保暖,避免骨关节疾病的发生。

夏季养生

夏季骄阳似火,养生以"养阳""养长""养心"为法则,使人体充满活力。以"防暑""防湿"为要旨,适应气候特点,促进健康,增强体质,防范疾病。

夏季气候特点与养生原则

夏季为阴历 3～6 月,阳历一般 5 月 7 日开始至 8 月 7 日结束。夏季包括立夏、小满、芒种、夏至、小暑、大暑 6 个节气。

立夏节气时,太阳移至黄经 45°。天地之气上下交合,气候开始变得炎热,是进入夏季的开始,万物快速生长,自然界出现一派繁荣的景象。

小满节气时,太阳移至黄经60°。处于夏季时节,南方气温一般高于22 ℃,自然界植物茂盛,农作物开始成熟,籽粒变得饱满。俗语说"小满小满,麦粒渐满"。小麦等农作物已经结果,但还未饱满,故为"小满"。

芒种节气时,太阳移至黄经75°。天气虽然炎热,但受梅雨季节影响,端午节前气温还会下降,御寒的衣服不要脱去,以免受凉。这个时节适合播种有芒的农作物,如晚稻、黍、稷等,故有"芒种忙忙种"之说,因为,过了这个节气,种植农作物的成活率就越来越低。

夏至节气时,太阳移至黄经90°。夏至这一天,太阳直射北回归线,是一年中白昼最长、黑夜最短的时候。天气炎热,阳气旺盛,植物进入最旺盛生长期。夏至过后,白昼逐渐缩短,黑夜慢慢延长。

小暑节气时,太阳移至黄经105°。此是炎热天气的开始,但还不到最热的时候,故为"小暑"。小暑天气变化无常,雷雨绵绵,常有倾盆大雨、洪涝灾害,故农谚谓"大暑小暑,灌死老鼠"。

大暑节气时,太阳移至黄经120°,是日照最多、气温最高的时节,同时雨水多,气候潮湿。夏季是充满生机活力的季节,夏季养生以"养阳""养长""养心"为要旨,注意"防暑""防湿"。

夏季养生要点

养阳

顺应自身阳气萌动,调整生活习惯,休养生息,这是夏季"养阳"的基本生活方式。夏季"养阳"就是在炎热的夏天,要注意保护体内的阳气,防止因暑热、湿邪等伤害阳气。保护阳气,才能保证机体有充足的能量储备。夏季养生,应按照时令、时辰和人体变化规律调整起居生活,劳逸结合,保证睡眠时间,防止用脑过度,减少阳气消耗。夏季自然界的特点是阳盛阴弱,为保证体内阴阳平衡,应晚睡早起。这是人体顺应夏季时差变化自我调整的生活规律。这种作息安排有利于维持人体神经、内分泌的稳定状态。

养长

《素问·四气调神大论》曰:"夏三月,此谓蕃秀,天地气交,万物华实,夜卧早起,无厌于日,使志无怒,使华英成秀,使气得泄,若所爱在外,此夏气之应,养长之道也。"夏天万物繁荣秀丽,天气下降,地气上升,上下之气交合,万物就会开花结果。人们要顺应自然阴阳交替的规律,不要厌恶夏天日长天热,应该精神愉快,不要发怒,像有花苞的植物一样,使体内阳气能够向外宣通开发,这就是适应夏季气候"养长"的道理。

夏季天气炎热,很容易产生烦躁情绪,保持平和愉悦的心情,有益于降低交感神经的兴奋性,减缓新陈代谢,避免疾病发生,是"养长"的重要因素。

以温养长,调节正常体温。夏天人体基础温度接近大自然的气温,体温过高,影响人体代谢。传统习惯,夏天以凉散热,可解一时之快,其实,以温散热才是夏季养生可取的方法,特别是对阳虚体质的人,更为合适。用温毛巾擦身,有利于清除皮肤污垢,使皮肤毛孔透气,增强散热功能,起到调节体温的作用。用温水淋浴,使皮肤毛细血管扩张,提高机体排热散热能力,有利于降温。用温水泡脚,可促进足底血液循环和神经敏感性,增强大脑体温调节中枢功能,给人带来舒适感。饮用温茶水,可使周围血管舒张,有利于缓解夏季胃肠功能失调,促进消化、吸收,降低体温。

养心

夏季天气炎热,五行属火,火通于五脏中的心,故曰"夏气通于心"。《素问·灵兰秘典论》谓:"心者,君主之官,神明出焉。……故主明则下安,以此养生则寿,殁世不殆,以为天下则大昌;主不明则十二官危,……戒之戒之。"暑热易伤心气,易干扰心神,使人心情不宁,烦躁不安,精力分散。

夏季"养心",要避免不良情绪的刺激,遇不愉快忧伤之事,切莫急躁发怒,也不要因大喜大悲,损伤心气。通过静养精神,神清气和,心态平衡,就能心神得养,保养心脏。

夏季养生建议经常听听悠扬的音乐,到野外欣赏优美风景或进行户外活动,如打太极拳、八段锦等消耗能量少的运动,有利于调节精神,保持心情舒畅。盛夏精神安宁和清净心态,有如"心静自然凉"。心气和平能使血脉流畅,阴阳平衡,脏腑协调。特别是心血管疾病患者,在心态上,应息其怒、静其心、安其神,避免情绪紧张过度而造成心脑血管痉挛、血压升高,出现脑卒中、心肌梗死。

❧ 夏季养生之消夏避暑 ❧

"暑"为夏季所主之气,有"火热"的特征。人体受气候影响,夏天新陈代谢功能增强,阳气外发,伏阴在内,气血运行相应旺盛,活跃于机体表面。为适应炎热的气候,人体皮肤毛孔开泄,使汗液排出,以调节体温,避免暑热。中医学认为,暑为阳邪,其性升散,容易耗气伤津。暑邪侵入人体,腠理开而多汗,伤津耗液,出现口渴口干、头晕心慌等症状。如果出汗过多,超过生理代偿的限度,将会损伤阳气,出现身倦乏力、短气懒言等阳气外越或猝然晕倒、不省人事等阳脱症状。

夏季早晨建议室内保持通风,使居室环境空气新鲜和凉爽。运动锻炼,最好选择清晨或傍晚天气凉爽时到公园、河岸、湖边,避免过度剧烈活动或长时间在阳光下运动。提倡参与社会活动,唱歌跳舞,消夏避暑,使人心旷神怡,情绪开朗。切忌夜生活通宵达旦,避免人体生物钟紊乱。

夏季炎热,皮肤分泌较多汗液,能够清除体内代谢产物和体内有毒物质。因为汗液中含有尿素、乳酸、氯化钠、钙、镁等物质,这些化学物质和无机盐容易残留在皮肤,造成汗管堵塞,使出汗排泄不畅,汗液渗透到周围组织,长出痱子或引发皮炎。夏天用温水洗澡,可以有效清除残留在皮肤上的化学物质和油腻、污垢。洗澡水温控制在 38~42℃,可改善皮肤清洁度,扩张体表血管,促进血液循环,消除疲劳,增强免疫功能,是消"暑"和防止"痱子"等皮肤病的一种简单有效的办法。

❧ 夏季养生之防暑除湿 ❧

"湿"为长夏所主之气。中医学认为,湿为阴邪,易伤人体阳气。现代医学认为,盛夏炎热多雨,天气闷热,空气中湿度大,易造成人体体温调节功能障碍、产热与散热失衡、散热能力下降,使人情绪低落、精神懒散、心情忧郁、胸闷心悸、头晕脑涨、全身乏力。

湿邪易伤脾胃,遏制脾阳,使脾不能正常运化而身重倦困、脘腹胀满、食欲欠佳、大便稀溏、四肢不温。湿邪阻碍气机时,可导致颜面水肿、下肢肿胀。若夏天贪凉,电风扇直吹或空调温度过低,或饮食生冷,易导致凉暑或暑热夹湿,出现倦怠、身重、嗜睡等表现,常见胃肠型感冒,有头晕、发热、怕冷、腹痛、腹泻等表现。可备用防暑药品,如藿香正气水、六一散、荷叶水、薄荷茶等,以防暑除湿。

南方在小满之后,"高温高湿""湿热交加"。当机体抗病能力下降时,"湿邪"趁机而入,使人感到全身困重、头重如裹、关节酸痛,易出现皮肤湿疹等疾病,可食用薏苡仁、山药、绿豆汤健脾除湿。

避免居住环境潮湿,室温宜在 25℃,相对湿度应控制在 40% ~ 50%。当湿度过高时,可用空调或除湿机抽湿。同时,保持衣物干燥,太阳出来时,注意晾晒,防止发潮发霉,出汗浸湿衣物要及时更换。下雨时要注意及时避雨,一旦淋雨,可用生姜红糖汤祛湿防感冒。适度运动,促进体内代谢产物排出,是除湿的方法之一。

夏季最理想的运动是游泳。由于水的浮力作用,使全身骨关节、肌肉处于放松状态。同时,在水中可改变骨关节的运动姿势,消除站立状态的疲劳。游泳还可促进血液循环,提高心脏功能,对减轻体重有积极作用。其他运动锻炼,如打太极拳、做广播操、慢跑、散步等,对"排湿"于体外也有积极作用。

❧夏季养生宜甘酸清润❧

中医学认为,夏令暑盛湿重,易伤及脾胃,宜健脾化湿,以甘、酸、清、润之品为佳。甘味食品,如赤豆汤、莲子粥、荷叶粥、薏米粥,有健脾益气的作用;酸味食品,如杨梅、酸梅汤、玫瑰花茶,有解暑、止渴、收涩、防止汗出过多的作用;清凉味食品,如绿豆汤、菊花茶,有消暑热功能;滋润食品,如百合汤、麦冬茶,可养肺生津。

夏季蔬菜,如冬瓜、苦瓜、黄瓜、西红柿等,均能清热防暑。夏天的水果,如西瓜、香蕉、水梨、荔枝、桃子、李子、杏子,都是营养丰富、有益于人体的健康食品。元代著名养生家丘处机主张夏季饮食应"温暖,不令大饱时时进之……其于肥腻当戒",指夏季可以食用稍温热之品,如姜、葱、蒜、香菜等辛味食物,因其有"以热制热"功能。切忌暴饮暴食和过食寒凉、油腻食品,以免伤害脾胃。

❧ 夏季养生常用穴位 ❧

夏季五行属火通于心,穴位养生宜养心安神、健脾和胃、温通血脉、养护心阳,以增强心脏和脾胃功能为主。

内关

内关穴属手厥阴心包经。

定位:位于前臂正中,腕横纹上 2 寸(图 2-3)。

功效主治:有宁心安神、降逆止呕功效。治疗心痛心悸、胸闷呃逆、胃痛失眠、手臂疼痛。

操作:用双手拇指指尖分别按压对侧内关穴,按揉 50 次,以有酸胀感觉为宜。

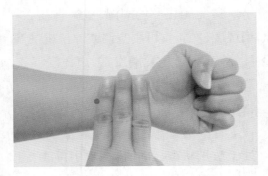

图 2-3　内关

神门

神门穴属手少阴心经。

定位:位于腕掌侧横纹尺侧端凹陷处(图 2-2)。

功效主治:有补益心气功效。治疗心悸怔忡、健忘失眠、胸闷胁痛。

操作:用拇指指尖按压神门穴 30 次,以有酸胀感觉为度。

心俞

心俞穴属足太阳膀胱经。

定位:位于背部第 5 胸椎棘突下,旁开 1.5 寸(图 2-6)。

功效主治:有调理气血、疏通心脉功效。治疗冠心病、心绞痛、心悸、胸痛、失眠等。

操作:施术者用拇指指尖揉按心俞穴 2 ～ 3 分钟,力度适中,以有酸胀感觉为度。

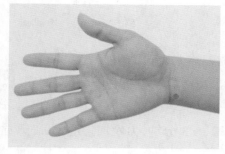
图 2-2 神门

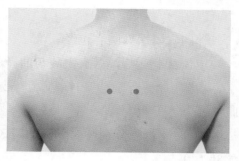
图 2-6 心俞

巨阙

巨阙穴属任脉。

定位：位于胸腹交接处的凹陷部位，上腹部前正中线，脐上 6 寸（图 6-4）。

功效主治：治疗胸痛气短、心悸健忘、呕吐呃逆。

操作：用食指、中指指腹按揉 30 次，以有酸胀感觉为度。

极泉

极泉穴属手少阴心经。

定位：位于腋窝中央，腋动脉搏动处（图 6-5）。

功效主治：有宽胸理气、通经活络、宁心安神作用。主治心痛胸闷、胁肋痛、肩臂痛等疾病。

操作：用拇指指尖按本穴 2 ～ 3 分钟，以有微胀痛感觉为度。

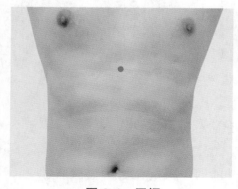
图 6-4 巨阙

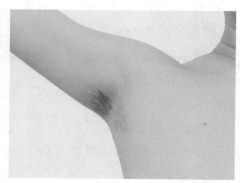
图 6-5 极泉

郄门

郄门穴属手厥阴心包经。

定位:位于前臂掌侧,大陵与曲泽的连线上,腕横纹上5寸(图6-6)。

功效主治:有宁心安神、理气泻热功效。治疗心痛心悸、胸闷胸痛、膈肌痉挛等。

操作:用拇指分别揉按双侧郄门穴 2 ~ 3 分钟,力度均匀适中,以感觉酸麻为宜。

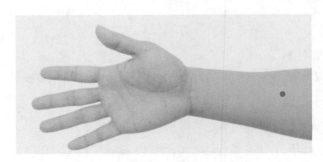

图 6-6　郄门

脾俞

脾俞穴属足太阳膀胱经。

定位:位于第 11 胸椎棘突下,旁开 1.5 寸(图6-7)。

功效主治:本穴是脾的保健穴位,有健脾利湿、和胃降逆作用。治疗背痛、腹胀、腹泻等脾胃肠腑病证。

操作:用双手拇指点按本穴 50 次,以局部感觉酸胀为宜。

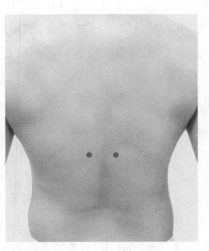

图 6-7　脾俞

天枢

天枢穴属足阳明胃经。

定位:位于脐中旁开 2 寸(图6-8)。

功效主治:有理气行滞、调理肠道功能的作用。治疗腹痛、腹胀、便秘、腹泻等胃肠疾病和月经不调、痛经等妇科疾病。

操作:用双手中指指腹分别按揉两侧天枢穴 1 ~ 3 分钟,以透热为宜。

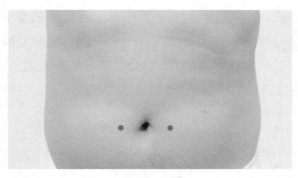

图 6-8　天枢

✂ 夏季常见病调养要点 ✂

夏季感冒　夏季感冒常见症状有流涕、鼻塞、打喷嚏、发热、头痛,可伴恶心、呕吐、腹痛、腹泻等,可服用藿香正气水、双黄连口服液等。避免不良生活方式、增强体质和抗病能力,是预防夏季感冒的主要措施。

暑邪致病　暑湿之邪易侵袭人体,致疰夏和中暑之疾,出现胸闷不适、胃纳欠佳、四肢无力、精神萎靡、汗出甚或头痛、头晕、恶心、呕吐、体温升高等症状。夏季饮食应清淡,使脾胃和健。夏季应避免长时间在日光下暴晒,工作、劳动、学习环境要通风良好。同时,注意饮用清暑凉茶,如以菊花、玫瑰花、麦冬为茶饮,适当饮用盐开水,补充因出汗造成的电解质流失。

消化道疾病　夏季湿度和温度高,食物容易发霉变质,为细菌、病毒生长繁殖提供有利条件。人们食用带有致病菌的食物,是急性胃肠道疾病发生的重要诱因。夏季常见消化道疾病有急性胃肠炎、细菌性痢疾。应注意饮食卫生,不吃腐败变质或寒冷食品,防止"病从口入"。

心血管疾病　夏天气候闷热,使人烦躁,加之昼长夜短,睡眠不足。夏季出汗多,血液黏稠度增高,体表血管扩张,血流量大,心脑供血相对不足,有心血管疾病的患者容易诱发心绞痛、心肌梗死等。这类人群要注意控制油腻饮食,注意观察血压动态变化,一旦出现头晕不适或胸闷、心悸等症状,要及时就医,避免意外事件发生。

夏季皮肤病 夏季高温多湿,是真菌和蚊虫繁殖的季节,湿疹、脚气、蚊虫咬伤等疾病多发。保持室内清洁卫生,居室注意通风防潮。不要过度使用化学清洁剂,使皮肤过度碱化,降低皮肤自身免疫力。保持皮肤酸性化,防止皮肤湿疹,可用食用白醋泡脚或涂抹皮肤。

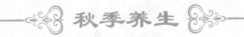

秋季养生

金秋季节,秋高气爽,气候宜人。秋季"养收""养阴""养肺",以调整夏季过度消耗,促进人体健康。应对"秋乏",远离"秋悲",科学"秋冻""防冻",让秋季生活充满活力。

秋季气候特点与养生原则

秋季为阴历 6～9 月,阳历通常从 8 月 7 日～9 日开始至 10 月 23 日～24 日结束。当夏天的暑热慢慢散去,如连续出现 5 天平均气温低于 22℃,气候学视为秋季的开始。秋季包括立秋、处暑、白露、秋分、寒露、霜降 6 个节气。

立秋节气时,太阳移到黄经 135°,天气开始变得凉爽,阵阵凉风扑面而来,故有"立秋之日凉风至"之说。由于我国各地所处纬度和海拔不同,多数地区天气还比较热,降雨量减少,空气湿度在 70% 以下。人们对气候变化,由夏天"长",转入秋季"收",会出现季节性适应性身体变化,常见睡眠规律改变,如早醒、入睡难等。

处暑节气时,太阳移到黄经 150°,表示暑气已过,炎热的夏天结束了。但也常常会出现"秋老虎"的燥热反弹现象。在海拔较低的地区,最高气温有时会高于 30℃,出现燥气伤人、身体不适现象。

白露节气时,太阳移到黄经 165°,是天气变凉的标志。清晨花草上面附着水汽,形成白色露珠,称之为"白露"。民谚有"白露秋分夜,一夜冷一夜"之称。此时平均气温降到 20℃ 左右,气温逐渐降低,令人感到一股寒意。

秋分节气时,太阳移到黄经180°。此时阳光直射赤道,昼夜等长,而后继续南移,白天越来越短,黑夜越来越长。由于光照直射的变化,天气越来越凉爽。

寒露节气时,太阳移到黄经195°,气候由凉爽转变为寒凉。早晨出现白露茫茫的景象,气候相对稳定。北方菊花斗艳,红叶满山,南方桂花喷香,秋意浓浓,使人心旷神怡。

霜降节气时,太阳移到黄经210°,意味着气候寒冷,万物萧条,露凝结为霜而下降,是秋末冬临之时。北方出现"漫天飘雪,草木枯衰"景象,南方却有"满园花菊郁金黄,中有孤丛色似霜"的秀美秋景。

秋季气养生以"养收""养阴""养肺"为法则,可促进健康,防范疾病。

❧秋季养生要点 ❧

养收 人体与天地相应,阳气也由春生夏长,转入秋天收敛,故秋季主收。秋天收敛阳气,可防止人体阳气耗散,通过护阳益阴,增强体质,防范疾病,延年益寿。秋季的气候特点为"阳消阴长",五脏六腑功能运动也表现为"阳气渐收",血液的运行、津液的分布体现为"阴液渐长"的特点。秋天宜养收。通过收敛"阳气",保养体内阴气与阴精,避免耗精伤阴,保持阴阳相对稳定,以遵循自然界阴气渐生的规律,为人体过渡到寒冬做好准备,为来年阳气升发打下基础。

《素问·四气调神大论》曰:"秋三月,此谓容平,天气以急,地气以明,早卧早起,与鸡俱兴,使志安宁,以缓秋刑,收敛神气,使秋气平,无外其志,使肺气清,此秋气之应,养收之道也。逆之则伤肺,冬为飧泄,奉藏者少。"秋天的三个月,是万物成熟收获的季节,天气转凉,大风劲急,地气清肃,万物色明。人们应该早睡早起,像鸡一样,天亮就起床,天黑就睡觉,使情绪安逸宁静,精神旺盛充足,来缓和秋天肃杀气候对人体的影响。收敛神气,使秋气得以和平,不使意志外驰,保持肺气清静。这是顺应秋天调养"收气"的做法。否则,就会损害肺气,使适应冬天潜藏之气的能力下降,到了冬天,就要生飧泄病。它告诉人们秋天"养收",要顺从天体运转,遵循作息规律,使情绪安逸宁静,收敛阳气,保持精神内守,避免情绪过度,以保护肺气。

养肺 秋燥伤人阴气,容易导致肺阴不足,影响肺的宣肃功能。秋季降雨少,天气由燥热转为燥凉,或西风凛冽,具有刚劲特点,故秋季要注重养肺。

如何养肺? 远离污染空气,如汽车尾气、吸烟污染的空气,保证肺吸入的空气清新。烟草中有害物质可损害呼吸道,烟雾损伤肺细胞,影响肺的通气功能。戒烟,控制饮酒、浓咖啡、煎炸食品,避免燥热食物损伤肺气。经常到绿化地带(如公园)散步,吸收人体需要的氧气。改善生活环境,在室内可放置吊兰、芦荟、常春藤、无花果、猪笼草、虎尾兰等吸收二氧化碳的花卉,以净化空气,调整人体神经,改善情绪。坚持每天适当运动,如散步、跑步、游泳、做健身操、打太极拳等,均有利于肺的通气。早晚做扩胸与深呼吸交替运动,可促进肺的通气功能,预防呼吸道疾病,这也是保护肺气的可行办法。

中医学认为,脾主运化,吸收水谷精微,滋养肺气。脾胃虚弱者,可致肺气不足,出现消化不良、疲乏无力、活动气喘等肺气虚症状,故在养肺气的同时,注意保养脾胃,可用健脾养肺中药,如山药、茯苓、芡实、莲子、党参、麦冬、五味子等,作为食疗配伍之用。

养阴 秋季雨水减少,风力、风流加大,气候干燥,是"燥"气主令。"燥胜则干"。对人体的影响:燥邪伤表,皮肤干燥;燥邪伤津,口干唇燥、舌干少津、大便干结;燥邪伤肺,鼻咽干燥、喑哑干咳。秋燥容易伤阴,需要对阴气加以保护,才能滋润。秋季重在养阴。

如何养阴防燥?

秋季五味主辛,许多辛味食物的发散作用,会消耗阴液,导致肺阴不足。唐代药王孙思邈在《备急千金要方》中指出,秋季饮食要"减辛增酸"。秋季肺气较旺,肺金易克肝木。辛入肺,酸入肝,少辛增酸有缓解肺气过盛和柔肝养阴的作用。所以,秋季提倡减少进食辛味食品,如大葱、生姜、大蒜、辣椒、韭菜、陈皮、八角、茴香等,少吃或不吃麻辣火锅、牛羊肉等,多食酸味食品,以达到"以酸养收"的效果。进食粗粮和富含纤维素的新鲜蔬菜,如芹菜、白菜、银耳、萝卜、西红柿、秋葵、菱角、莲藕、栗子、冬瓜等,选用时令水果,如山楂、橄榄、石榴、梨、橙子、柚子、柿子、木瓜、苹果、甘蔗、葡萄、火龙果、杨桃等,润燥生津,促进排便,防止代谢产物积滞于肠道,以免化火伤津。但脾胃虚寒之人,不宜过度滋阴,否则会出现脘腹胀满、大便泄泻,可选用滋补脾阴与促进消化的食物,如怀山药、薏苡仁、茯苓、神曲、山楂等。

洗澡不宜温度过高,水温以控制在40℃左右为宜,避免皮肤干燥而发生皮肤瘙痒症。秋天人体温度与大气温度及水温接近,可选择冷水浴健身,对人体刺激较小,以增强血管、神经对外界反应的能力,提高人体对气候的适应性,但要因人而异,在体质允许的情况下进行。

此外,秋季人体代谢需要的水量增加,为保证人体生理功能的需要,除补充正常的饮水量之外,还可增加含有液体成分的物质,如豆浆、牛奶、淡茶等,以达到养阴润燥的效果。

应对"秋乏"提神醒脑

俗语说"春困秋乏",处暑之后,气温逐渐下降,人们感觉精力不济、疲乏困倦,这就是人们常说的"秋乏"。

如何应对"秋乏"?

通过适时摄取营养,进食水果,补充秋天消耗的能量、体液和微量元素,提高神经系统的适应能力。

秋季饮茶,具有提神醒脑、消除秋乏的作用。茶叶一般以绿茶为佳,如龙井、碧螺春、毛尖、铁观音等。饮茶最好在上午饮用,避免入夜饮茶,否则易影响睡眠。

起居生活应有规律,避免通宵达旦工作,保证夜间充足睡眠,养成午休习惯,这样可减轻困盹、振奋精神、保持精力旺盛、消除秋乏。注意劳逸结合,以适当的运动来适应气候的变化,通过运动振奋阳气,促进血液循环,增强身体的适应能力,但运动量不宜过大,防止多汗伤津。切忌违反秋季"养收"原则。

科学"秋冻"和"防冻"

"秋冻"的意思是:入秋以后,天气虽然开始转凉,但不要立即穿上厚衣服,让身体适当"挨冻"。"秋冻"可使"阴精内蓄,阳气内收",避免阴精消耗,阳气外泄,以提高机体的耐寒能力和免疫功能,增强深秋和初冬呼吸道对寒冷的适应能力,防范呼吸道疾病的发生。但"秋冻"要把握一定的"度",根据不同体质和耐受能力,避免"秋冻"不当反成疾病。如不要晚上睡觉时"夜冻",即不盖被子,否则可导致受凉感冒;昼夜温差大,不要盲目"过冻",要适时增减衣服,避免患上呼吸道疾病或引发心血管疾病;老年人、儿童及有慢性病和机体功能差的人,应避免"秋冻",以防止疾病发生或加重病情。

俗语说"过了白露节,夜寒日里热"。白露之后,天气逐渐转凉,昼夜温差大,进入"防冻"之时,就要注意防寒保暖,不要舍不得换下夏天单薄的衣裳,特别是年轻女性,更要避免受凉。"防冻"特别强调注意颈、肩、腹、脚的保暖。颈部受凉,容易发生呼吸道感染,引起颈部血管收缩,导致颈椎病和脑供血不足。肩部受凉,容易发生肩关节和相关的软组织疾病。腹部保暖对脾胃虚弱者有保健作用,可防止受凉造成的腹痛、腹泻。腹部保暖对女性健康也很重要,特别是月经期,可避免月经不调和痛经的发生。

远离"秋悲"调情志

秋季天气转凉,自然界阴阳消长变化,秋风萧瑟,花木凋零,万物肃杀,一片落败景色,往往容易使人触景生情,心生悲哀,导致心情抑郁,产生凄凉、忧郁、悲戚等伤感情绪。清代曹雪芹诗句"已觉秋窗秋不尽,那堪风雨助凄凉"和唐朝诗人杜甫诗句"无边落木萧萧下,不尽长江滚滚来。万里悲秋常作客,百年多病独登台",正是对秋天景象与人的悲伤情绪的描写。

秋悲与入秋以后光照时间缩短、阳光强度降低以及人体松果体兴奋性增强、分泌"褪黑素"增多、新陈代谢相对缓慢有关。秋季容易使人意志消沉、精神萎靡不振、抑郁寡欢。平素精神紧张、心性多虑、性格内向者,如果遇上不称心的事,容易患上"秋季抑郁症",就是人们常说的"秋悲"。其表现为思维迟缓、情绪低落、睡眠障碍、意志减退、自卑消极、虚无妄想、幻听幻觉或躁狂发作等心理障碍。

如何远离秋悲?

每天接受太阳光照射,可抑制松果体分泌过多的褪黑素,降低秋季抑郁症发生的可能性。保证在光线充足的条件下从事工作,可调节情绪提高兴奋性,消除抑郁心情。

当阴雨天或早晚无阳光时,应尽量打开办公室或家中的照明装置,使屋内光明敞亮。进行适当的户外体育锻炼,可缓解抑郁情绪。

注意平衡饮食,补充糖类,少食高脂饮食,如蛋糕、奶酪等,多食芝麻、蜂蜜、核桃、梨和甘蔗等滋阴润肺之品。

保持良好的心态,以平和淡定的心态去处理人与人之间的关系,使自身处于和谐环境之中,从而促进身心健康;以包容的情怀对待事物,使自身处于快乐之中;以乐观积极的态度克服困难、处理问题,使生活变得充实;用淡泊恬静的心态看待名利,知足常乐。

❧ 秋季养生常用穴位 ❧

秋天天气干燥,由热转凉,穴位养生以滋阴润肺、清心养身为要。通过穴位按摩来疏通经络、调理气血,使脏腑和谐、阴阳协调,以增强体质、延年益寿。

迎香

迎香穴属手阳明大肠经。

定位:位于鼻翼外缘中点旁,鼻唇沟中(图6-9)。

功效主治:本穴可改善呼吸及使面部气色红润、精神健康之功效,有疏散风热、通利鼻窍的作用。主治鼻炎、鼻窦炎、鼻塞、流涕、鼻病、牙痛、感冒等。

操作:以双手中指指腹揉按20次,力度可稍重。

天突

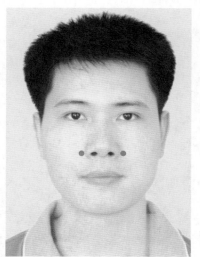

图6-9 迎香

天突穴属任脉。

定位:位于颈部正中线上,胸骨上窝中央(图6-10)。

功效主治:本穴是肺脏通气要塞,有润肺益气、祛除肺邪功效。主治咳嗽哮喘、气逆噎膈、咽喉肿痛、梅核气等。

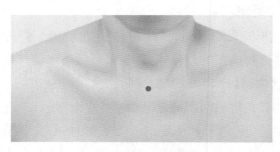

图 6-10 天突

操作：用食指指腹按压 2 ～ 3 分钟，以舒适感觉为度。

膻中

膻中穴属任脉。

定位：位于两乳头连线的中点（图 6-11）。

功效主治：本穴具有宽胸理气、活血通络、清肺止喘、疏畅心胸等功能，主治咳嗽、气喘、胸闷、心痛、心悸等。

操作：用拇指或中指指腹揉按 1 ～ 2 分钟，以有胀感为宜。

大椎

大椎穴属督脉。

定位：位于颈后正中线上，第 7 颈椎棘突下凹陷处（图 6-12）。

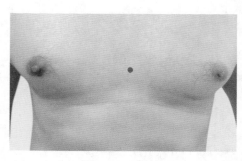

图 6-11 膻中

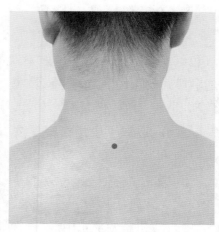

图 6-12 大椎

功效主治：本穴有促进全身血液循环、增强体质、补益阳气之功效，主治咳嗽、发热、头项强痛、上肢疼痛等。

操作：以中指指尖按压，以有酸胀感为度。

肺俞

肺俞穴属足太阳膀胱经。

定位：位于背部第 3 胸椎棘突下，旁开 1.5 寸（图 6-13）。

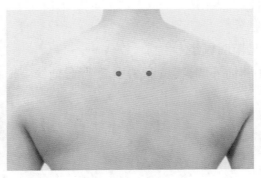

图 6-13　肺俞

功效主治：本穴有祛除肺邪、养阴润肺、保护肺脏的功效，治疗咳嗽气喘、骨蒸盗汗等。

操作：以一侧食指、中指按压对侧穴位，以有胀感为度。

曲池

曲池穴属手阳明大肠经。

定位：位于屈肘肘横纹外侧端（图 6-14）。

功效主治：本穴有清热宣肺、通经活络、解痉止痛功效。治疗流行性感冒、咽喉痛、牙痛、目痛、肩肘关节痛、上肢瘫痪、高血压、荨麻疹等。

操作：以拇指点按 1 分钟，以有酸胀感为宜。

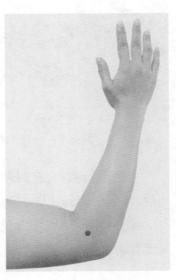

图 6-14　曲池

合谷

合谷穴属手阳明大肠经。

定位:位于手背第 1、2 掌骨间,第 2 掌骨桡侧中点处(图 2-9)。

功效主治:本穴可润肺益气,改善肺功能。治疗感冒发热、头痛、牙痛、咽喉痛、三叉神经痛、口眼㖞斜、手腕及臂部痛等。

操作:用拇指指腹揉按,左右手交替进行,每穴 2 ～ 3 分钟,以皮肤发红为宜。

足三里

足三里穴属足阳明胃经。

定位:位于小腿前外侧,犊鼻下 3 寸,距胫骨前缘一横指(图 2-10)。

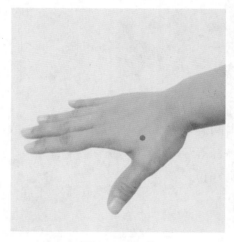
图 2-9　合谷

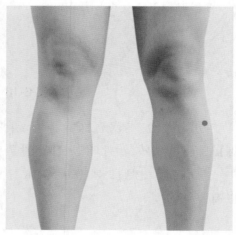
图 2-10　足三里

功效主治:本穴有调理脾胃、补中益气、通经活络、疏风化湿、扶正祛邪功效,常用于胃肠病证、下肢痿痹、虚痨等。

操作:用拇指点按穴位,由轻至重,连续均匀按压 1 ～ 3 分钟,以有酸胀感觉为宜。

❧ 秋季常见病调养要点 ❧

呼吸道疾病　秋季常见的呼吸道疾病主要有上呼吸道感染、肺炎、支气管炎、哮喘等。应加强体育锻炼,多参加户外活动。保持室内空气流通,避免室温过高或过低,根据天气变化随时增减衣服。饮食上少吃海鲜、生冷、煎炸、腌菜,多进食青菜、萝卜、葡萄、梨子等润肺生津养阴食物。早晨用冷水洗脸,之后按摩面部皮肤,可改善面部血管神经功能,防止呼吸道疾病的发生。

消化道疾病　秋季常见的消化道疾病主要有秋季腹泻、急性胃炎、消化性溃疡等。立秋之后,如进食大量瓜果,容易引发胃肠道疾病,出现腹痛腹泻。脾胃虚弱者,应避免过多进食水果而损伤脾胃。注意饮食卫生,避免不洁食物,防止食物中毒和病毒感染导致的秋季腹泻。避免生冷食物,注意脾胃保暖,防止胃肠道功能紊乱而导致胃炎、胃溃疡。

心血管疾病　秋天是老年人心血管疾病好发季节。散步是老年人最好的有氧运动,对降低血压、控制血糖、预防心血管疾病有良好的作用。锻炼时间建议选择在清晨和黄昏最佳,以在平坦道路行走 30 ～ 40 分钟为宜。

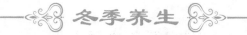

冬季养生

冬天气候寒冷,阳气渐退,寒气凝滞收引,河水结冰,地面冻裂,草木凋零、蛰虫潜伏。冬季养生以"养藏""养肾""养阴"为法则,保存体内阳气,充实阴气,迎接来年春暖花开。

冬季气候特点与养生原则

冬季为阴历 10 ～ 12 月,阳历一般从 11 月 7 日至次年 2 月 5 日。冬季节气包括立冬、小雪、大雪、冬至、小寒、大寒。

立冬节气时,太阳移到黄经 225°,其射点继续向南回归线靠拢,故南半球还有阳光明媚、暖意绵绵之感,北半球却相对阳光不足,天寒地冻,草木凋零,蛰虫伏藏。

小雪节气时,太阳移到黄经 240°。北方冷空气势力增强,降雨时出现雪花,有初冬"雨夹雪"的气息。

大雪节气时,太阳移到黄经255°。天寒地冻,北风呼啸,北方冬天来到,"银装素裹",江南出现冰冻。此时万物蛰伏,人体阳气收敛,新陈代谢趋缓。

冬至节气时,太阳移到黄经270°。气候寒冷,夜长昼短,古代称"日短至"。

小寒节气时,太阳移到黄经285°,是一年中最寒冷的节气,故有"小寒胜大寒"的说法。"三九"寒冬就处在小寒节气。

大寒节气时,太阳移到黄经300°。大寒虽寒,却意味着春天临近,天地复苏即将开始。冬季日照减少,北风凛冽,天寒地冻,万物萧条。动植物多处于冬眠状态,以养精蓄锐,为来年生长做准备。人体新陈代谢水平相对缓慢,阴精阳气也处于藏伏之中。皮肤干燥,体温下降,气血相对瘀滞,消耗减少。

冬季养生应遵循闭藏法则,养藏、养肾、养阴,保存体内阳气,充实阴气,迎接来年春暖花开。

❧ 冬季养生要点 ❧

养藏

《素问·四气调神大论》谓:"冬三月,此谓闭藏,水冰地坼,无扰乎阳,早卧晚起,必待日光,使志若伏若匿,若有私意,若已有得,去寒就温,无泄皮肤,使气亟夺,此冬气之应,养藏之道也。逆之则伤肾,春为痿厥,奉生者少。"冬天季节是万物生机潜伏闭藏的时候,河流结冰,地面冻裂。人体阳气潜伏,皮孔密闭,阴精内藏,气血、津液输布趋向于里,这是人体"冬藏"的生理现象。养藏方法在于,不要随便扰动阳气。如在日常生活当中,要遵循日出日落规律,早睡晚起,顺应大自然的"藏"机。要避免严寒,保持温暖,不要使皮肤开泄出汗,影响阳气闭藏,这就是适应冬季"养藏"的做法。否则,就会损伤肾气,到了来年春天,会发生痿厥之病,使人适应春天生气的能力减少。

养藏指"藏阳、藏精、藏神"。御寒保暖藏阳,防止冬季衣服穿得过于单薄而损耗阳气,也避免衣服穿得过多,导致腠理开泄,阳气不能潜藏。起居生活藏精,注意正常睡眠,提倡午休,避免"开夜车",防止疲劳过度,精散神耗。藏神主要是情绪调节。要注意自我调整心态,保持情绪平和,用积极乐观的心态和开朗的情绪对待生活,参加社会活动,广交朋友。老年人要从"恐老""恐病"的思想中解放出来,避免情绪过度而扰动阳气。

养肾

保精护肾应做到以下几点:首先,理性控制欲望,防止房事生活过度,保养肾气,防止耗散精气,损伤真阳元气。避免酒后、情感不稳定时行房,以免伤及肾气,损害阴精。其次,保证人体正常营养需要,以固养肾气。摄入人体必需的营养食物,如鸡蛋、牛奶、蔬菜、水果等。冬季补肾,常用黑色食物,如黑芝麻、黑米、黑豆、乌枣、紫菜、香菇、黑木耳、海带、发菜、乌鸡等。冬天应季的蔬菜如青菜、卷心菜、洋葱、胡萝卜、白萝卜、芹菜、芥菜、莴苣等,水果如橙子、橘子、香蕉、猕猴桃、释迦果等,都有益于肾的健康。

阳虚体质可进食牛肉、羊肉、鸡肉、姜、葱、蒜、胡椒等食物。血虚体质可进食西红柿、桂圆、大枣等食物。阴虚体质应进食鱼类、鸭肉、甲鱼、萝卜、百合、核桃。气虚配黄芪、人参、党参;血虚配当归、熟地黄、川芎、白芍;脾胃虚弱食用山药、茯苓、芡实等。补益中药不能盲目乱用,如人参、高丽参、鹿茸之类,须根据体质情况,因人而异酌情使用。

养阴

养阴护阳应做到以下几点:首先,注意头面部防寒保暖。"头是阳气之会",人体阳气上升聚集在头面部,也容易通过头面部散发。在寒冷的冬天,体内热气从头面部散发,消耗能量,损伤阳气。同时,寒冷气候使头面部血管收缩、肌肉紧张增加,故容易发生伤风感冒、上呼吸道感染、牙痛、三叉神经炎、面神经炎和面颊、鼻子、耳朵冻疮。出门遇见大风,应注意戴帽,防止头面部受凉。夜间不要开窗睡觉。出汗时避免迎风受凉。冬季坐车时不要开大窗户,避免头面部受冷空气刺激。洗头水温度要高于体温,并及时用吹风机吹干。早晚可做头部保健操,改善头面部血液循环。

其次,要避免久坐少动,适当增加活动量,以促进脚部血液循环,穿棉毛袜子保护脚的温度。晚上用温水泡脚,以改善足底部血液循环,消除疲劳,保证睡眠。冬天运动,多晒太阳,可以促进人体血液循环、提高新陈代谢能力、增加肺活量,为人体提供氧合能量,促进肾上腺素分泌,延缓骨关节衰老,提高免疫功能,防范多种疾病的发生。在阳光下运动锻炼,如做健身操、登山、打太极拳等,可强壮阳气、温经血脉。避免在下雪、大风、饥饿、体力不佳时锻炼。避免过度运动、过激运动,以防止损伤身体。

❧ 冬季养生常用穴位 ❧

冬天气候寒冷,万物蛰伏,人体阳气收敛,新陈代谢趋缓,经络养生以"养藏""养肾""养阴"为宜。固肾益精,充实阴气,迎接来年春暖花开。

太溪

太溪穴属足少阴肾经,为肾经原穴。

定位:位于足内侧,内踝后方与脚跟骨筋腱之间的凹陷处(图6-15)。

功效主治:有固肾益精、清热生气作用。治疗肾炎、膀胱炎、月经不调、遗精遗尿、牙龈炎、踝关节扭伤等。

操作:用拇指按压2～3分钟,以有酸胀感为度。

复溜

复溜穴属足少阴肾经。

定位:位于人体的小腿内侧,内踝上2寸,胫骨与跟腱间(图6-16)。

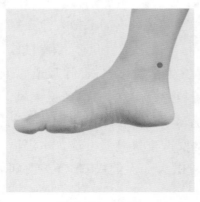

图6-15　太溪

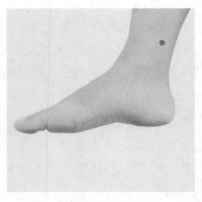

图6-16　复溜

功效主治:具有补肾利水、固本培元功效。治疗肾炎水肿、腹胀泄泻、盗汗自汗、更年期综合征、精力衰退等。

操作:用拇指按压 2 ～ 3 分钟,以感觉酸胀为宜。

涌泉

涌泉穴为肾经的首穴。

定位:位于足前部凹陷处第 2、3 跖趾缝纹头端与足跟连线的前 1/3 处(图 2-5)。

功效主治:有固本培元、延年益寿作用。治疗头晕眼花、耳聋耳鸣、腰腿酸软、性功能减退、小便不利等。

操作:用拇指按揉 3 分钟,以足心有发热感为度。

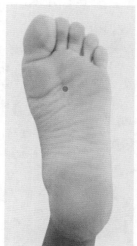

图 2-5　涌泉

肾俞

肾俞穴属足太阳膀胱经。

定位:位于第 2 腰椎棘突下,旁开 1.5 寸(图 2-7)。

功效主治:有温肾壮阳、固精培元的作用。治疗遗精遗尿、阳痿早泄、月经不调、腰背酸痛、头晕耳鸣、小便不利。

操作:用双手叉腰,用拇指指尖揉按本穴 2 ～ 3 分钟,力度均匀,以有酸胀感为度。

志室

志室穴属足太阳膀胱经。

定位:位于第 2 腰椎棘突下,旁开 3 寸(图 6-17)。

功效主治:功能补肾壮腰,益精填髓,治疗遗精阳痿、遗尿水肿、小便不利、月经不调、腰脊强痛。

操作:用双手手掌摩擦本穴 3 分钟,力度由轻至重。

支沟

支沟穴属手少阳三焦经。

定位:位于腕背横纹上 3 寸,尺骨与桡骨之间(图 6-18)。

功效主治:有清热理气、疏利三焦作用。治疗头痛耳鸣、目赤肿痛、暴喑咽肿、胸膈满闷、呕吐便秘、闭经、肩臂酸痛。

操作:用拇指指腹按揉本穴 30 次,以有微胀感为宜。

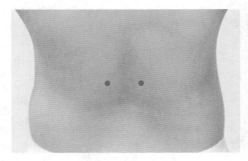

图 2-7　肾俞　　　　　　　　图 6-17　志室

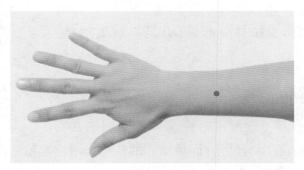

图 6-18　支沟

太冲

太冲穴属足厥阴肝经。

定位:位于足背第 1、2 趾骨间隙后方凹陷处(图 2-11)。

功效主治:有平肝息风,清热利湿,通络止痛的作用。常用于治疗头痛眩晕、目赤肿痛、面神经麻痹、癫痫、肋间神经痛、月经不调、下肢瘫痪等。

操作:用拇指指腹按揉本穴 30 次,以感觉压痛为宜。

劳宫

劳宫穴属手厥阴心包经。

定位:位于手掌心第 2、3 掌骨之间,握拳屈指时中指指尖处(图 2-4)。

功效主治:功能清心热,泻肝火,治疗心痛心悸、胸胁支满、口疮口臭、癫痫等。

操作:用拇指按揉本穴 30 次,以感觉胀痛为宜。

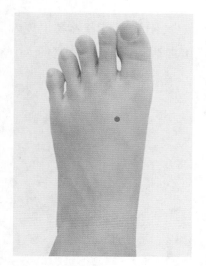

图 2-11　太冲

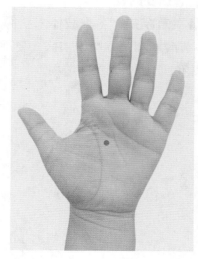

图 2-4　劳宫

❧ 冬季常见病调养 ❧

呼吸道疾病　冬季气候寒冷,阳气内藏,皮肤致密,不易出汗,外界与室温温差大,阳气不足者,卫外功能下降,汗出易受寒凉,诱发呼吸道感染、支气管炎、肺部炎症。天冷呼吸道适应外界温差耐受力下降,容易出现头痛、鼻塞、流涕等症状,通常为伤风感冒。要注意防寒保暖,出汗时不要轻易解衣,容易着凉,引发呼吸道感染。平时注意锻炼身体,以增强体质。

心血管疾病　冬季寒气内引,血管收缩,易导致人体气机不畅,血液瘀滞,老年人容易出现血压突然增高,发生脑卒中。血压增高和血液循环不畅容易导致心绞痛、心肌梗死。故冬天要避免不良情绪,适度运动,注意观察血压变化,一旦发生高血压,要及时治疗。有胸痛、胸闷症状,要及时就医检查。

消化道疾病　冬季气候寒冷,胃肠道运动减弱,食物在消化道停留时间延长,容易出现反流性食管炎、急性胃炎、功能性便秘。脾胃虚弱,消化功能差,受凉后容易出现腹痛、腹泻。需注意起居生活规律,避免进食寒冷食物。天气寒冷,许多人进食喜欢趁热而下,食管对热感觉迟钝,容易烫伤,此为食管病变的发病因素之一。

骨关节疾病 冬季肢体末梢循环减少,阳气不足者容易出现四肢冰冷、关节酸痛和颈椎腰椎疾病。要适当增加活动,久坐办公室的人宜经常变化体位,以避免骨关节劳损。

第七章

五脏养生讲科学

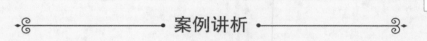

肺

肺为相傅之官,统摄一身之气,司呼吸。人体元气、宗气、营卫之气依靠肺的输布,才能保证其他脏腑活动功能正常。肺朝百脉,调节水液代谢,是生命动力之源。维护肺气的升降出入正常,是生命健康之本。

案例讲析

【案1】

陈某,女,75 岁,厦门人,2005 年 5 月就诊。

患者因咳嗽痰白、痰中带血 1 个月,伴胸闷气短,头晕失眠,口干便秘就诊。检查:颈部可触及淋巴结肿大,2cm×1.5cm;血压170/90mmHg,心率 100 次 /min。听诊:心律不齐,可闻及期前收缩,右上肺呼吸减低,可闻及湿啰音。舌苔白,脉弦滑。痰检发现癌细胞。CT 检查:右上肺占位 8cm×5cm,边缘呈毛刺状,纵隔淋巴结肿大,左心室肥大。心电图检查:Rv5.4mm,TV4 ～ 6 低平。考虑左心室肥大,心肌缺血。西医诊断:右上肺癌转移、高血压、冠心病。中医辨证:痰瘀内阻,肺阴不足。患者年事已高,体力不支,患有多种老年病,拒绝手术治疗。用西药治疗高血压、冠心病,中医治以养阴软坚、健脾化痰。治疗 3 年后,CT 检查示:右上肺癌 6cm×5cm,症状缓解。病情稳定,后随访存活 8 年。

按:肺癌早期应选择手术治疗,中药作为辅助疗法。但临床上许多晚期肿瘤患者,由于高龄和患有心血管等多种老年病无法耐受手术,或无法接受手术治疗。采用中药治疗,是目前肺癌治疗的途径之一。晚期肺癌,以中医整体观和辨证观论治,可保护器官功能,应用中药养阴扶正与健脾化痰祛瘀,对抑制肿瘤细胞发展、减轻肿瘤转移程度、带瘤生存、延长生命时间、提高生活质量有一定的效果。目前,临床上许多高龄无法手术的晚期肺癌患者均选用中药治疗,缓解疾病之苦,患者易于接受。

【案2】

郑某,男,50岁,福州人,1980年3月就诊。

患者因左耳耳鸣、头痛、听力下降、痰黄、吸涕时出血1个月,伴口干、口苦、便秘、体重减轻就诊。左眼多泪,眼结膜充血,左耳后可触及淋巴结1cm。心肺检查正常,舌苔黄,脉滑。鼻咽镜检查:鼻咽后壁散在颗粒状肿块。活检病理报告:未分化型鼻咽癌。CT检查:鼻咽部周围出现小淋巴结。西医诊断:鼻咽癌局部转移。中医辨证:痰热瘀阻。医院安排放、化疗,患者拒绝治疗,欲谋求中药治疗。就诊时动员患者应服从西医治疗,中药配合调治。放、化疗之前,予清热解毒、化痰散结之法,症状改善。放、化疗之后,患者出现鼻咽干燥、疼痛,发音障碍,痰多而黄,失眠,食欲减退。予养阴清热之法调理脾肾,缓解了放、化疗不良反应。放、化疗治疗结束,应用中药健脾养阴治疗2年。后长期随访至今,正常生活。

按:鼻咽癌对放疗敏感,放疗是首选的疗法。在治疗过程中,中药有机配合,可减轻放、化疗不良反应,进一步提高疗效,避免转移复发。中西医结合治疗鼻咽癌是提高疗效的重要措施。

西医"肺脏"与中医"肺"

现代医学的呼吸系统包括上呼吸道(鼻腔至环状软骨)、下呼吸道(环状软骨以下的气管和支气管)和肺脏。肺脏是呼吸系统的重要器官,呼吸时空气通过鼻腔、咽喉、气管、支气管到达肺脏。肺脏是气体交换的场所。

中医学认为,肺主气,司呼吸。《素问·五脏生成》曰:"诸气者,皆属于肺。"肺统摄一身之气,调节呼吸功能,有吐故纳新作用,不断吸入空气中的清气,排出体内浊气,维持人体生命活动。当邪气犯肺时,肺的功能受到影响,就会出现咳嗽、咳痰、气喘等呼吸道症状。

肺调理气机,主导一身之气的形成和运行。吸入的自然界清气与脾胃运化水谷之精所化生的谷气相结合而生成宗气,为人体提供元气,以营卫之气输布全身。肺朝百脉,主治节,辅佐心脏,将清气通过血脉输送到全身,提供脏腑营养;主行水,肺气的宣发和肃降作用推动和调节全身水液的输布和排泄。肺与大肠相表里,肺的肃降功能为大肠提供动力,助力大肠传导功能;肺通调水道,其宣发与肃降功能输布、运行与排泄津液。肺有病变可传及大肠,如阴虚咳嗽,出现干咳,常伴便秘;痰湿咳嗽,常伴有大便溏稀。中医的肺,除呼吸功能外,还与心血管、神经体液、免疫、消化代谢密切相关。

❧ 远离有害气体,保护肺脏健康 ❧

《素问·阴阳应象大论》曰"天气通于肺",意思是自然界清气与肺脏相通。清新的空气使人感到精神爽快,有利于健康。

保护肺脏健康,首先要避免吸入空气中的杂质和有害气体,尽量不到飞尘场所活动。远离污染环境,避免雾霾天气外出锻炼身体,上班高峰期,较多的汽车排放尾气,不宜在马路散步。

提高空气质量,改善生活和劳动环境,积极预防和控制空气污染,搞好环境卫生,居室通风,避免因居室过度装修出现中毒现象。新装修的房子,要通风消除异味后方可入住,避免甲醛等化学物质对肺脏的损害。室内可放置菠萝皮、茶叶、橘子皮、活性炭吸收异味。盆栽吊兰、仙人掌、虎尾兰、龟背竹、铜钱草、千年木、小荷花竹等绿色植物,可以吸收二氧化碳,释放氧气,清除甲醛和辐射,净化室内空气。

注意预防病原微生物从鼻而入,在呼吸道感染流行期间,应注意佩戴口罩。常用的六层纱布口罩,具有防尘作用,可阻挡70%的细菌和病毒。家庭可使用醋熏消毒,消除空气中的微生物,防止呼吸道感染。吸烟危害健康,提倡戒烟,减少活动场所空气污染,避免家庭人员吸二手烟。

❧ 适度运动改善肺功能 ❧

中医学认为"久卧伤肺"。改善肺功能,重视运动锻炼,应持之以恒,对人体的健康必然有良好的远期效应。适度运动消耗能量不多,但血氧交换最佳。所以,散步、练八段锦、打太极拳等动作缓慢,可调节呼吸,使血氧结合保持最佳状态。

运动能提高呼吸功能,发挥肺的潜在能力,使人精力充沛。运动能为心脏提供足够的血氧,增强心脏功能,提高心脏排血能力,促进肺的血液供应。运动能促进胃肠道消化、吸收,为肺提供动力和补充足够的原料。运动有利于肺病患者减少气道和肺泡的残气量,提高肺的通气量,充分发挥肺功能,减轻机体缺氧症状,提高胸腔内血液和淋巴循环的能力,促进肺部炎症的吸收和修复。

运动锻炼可以增强肺的通气潜能,通过气体交换,可排出体内废气,吸入更多氧气,提高机体血氧饱和度,促进人体能量合成。上呼吸道对吸入空气具有加温和湿化的作用,经常运动锻炼的人,可以使吸入的空气适应人体的生理要求。同时,局部运动有增强呼吸肌群发育的作用,全身运动还可提高机体的应激能力和耐受能力。运动锻炼是增强体质、提高防病抗病能力的一种有效方法。

肺为娇脏,不耐寒热,运动时要依四时气温变化增减衣服,保护肺脏,避免肺部受凉引发呼吸道感染。肺主皮毛,运动后出汗,用温水洗澡,可保护皮肤,清除毛孔油腻,改善皮肤血液循环,促进肺气输布。

❧ 精神调摄为养肺之要 ❧

中医学认为"悲忧伤肺"。肺主气,主一身气机升降出入,情绪过度悲伤,会影响气机运行,使正气受损,血脉不畅,导致脏腑功能失调而发病。

现代医学认为,不良的心理因素,不但会影响呼吸功能,还会造成人体T细胞和B细胞功能下降,影响抗体形成,降低免疫力,容易引发呼吸道感染和肺疾病。慢性肺病,如肺结核、哮喘病、慢性肺功能不全,往往存在不同程度的心理障碍,情绪不当是诱发和加重肺疾病的因素,而保持良好的情绪,有利于促进肺疾病早日康复。

音乐的旋律可使人的情感获得释放和宣泄,排除消极的情感,使人精神焕发。美妙的音乐,使人产生美好的向往,可以调节神经系统和内分泌系统释放活性物质,提高人体健康指数,增强免疫力,消除疲劳,促进疾病康复。

·❀ 饮食养肺强调因人而异 ❀·

中医学认为,肺为娇脏,不耐寒热,恶燥,易痰阻。饮食养肺,对肺脏健康十分重要,许多疾病由于合理饮食而得到防范;也有许多疾病,由于正确饮食得到治疗与康复。要根据肺脏的生理特点,掌握辨病与辨证方法,对不同体质和病态,因人而调,注意个体寒热虚实、气候燥湿、食物温凉,选择不同的饮食。如平素多痰湿、过敏体质之人,或咳嗽痰多及哮喘患者进食鱼虾之类海产品,会助痰生湿。平素大便溏薄,或咳嗽多痰长期不愈的脾肺虚弱患者,多进食萝卜或梨子一类寒凉果蔬,会加重病情,因为这类食物性寒,会促进呼吸道黏液分泌,增强咳嗽反射刺激,造成呼吸道功能紊乱。而阴虚体质,表现为口干咽燥,或急性早期咳嗽无痰的患者,进食瓜果蔬菜,可清热润肺,有利于病原菌的排出,促进疾病康复。慢性肺疾病患者饮食养生方法如下。

气虚体质:面色无华,体倦乏力,少气懒言,自汗,舌质淡,苔白,脉细。宜益气补肺,可选用灵芝、黄芪、党参制成药膳服用。

阳虚体质:形寒肢凉,喜温喜热,面色晦滞,口不渴,舌淡,苔白,脉细沉。宜温肺散寒,可选用当归生姜羊肉汤、桂枝狗肉汤等。

痰热体质:痰稠黄黏,面色红,口干喜饮,汗出,舌质红,苔黄腻。宜清肺化痰,可选用百合银耳薏仁药膳。

脾虚痰湿体质:神疲乏力,少气懒言,面色萎黄或淡白,肢体倦怠,食欲缺乏,食后脘腹胀满,大便溏薄,舌淡苔白。宜益气健脾,可选用山药、茯苓、芡实、莲子等制成汤羹药膳服用。

肾虚体质:气短不足以息,咳痰清稀,动则为甚,畏寒肢冷,腰酸耳鸣,小便频数,舌淡,苔白。宜补益肾气,可选用黑芝麻、胡桃肉、肉苁蓉、紫河车等制成汤羹药膳服用。

⋅❃ 因时养肺在寅时 ❃⋅

时辰养生理论认为,寅时深睡有利于促进肺气正常运行。寅时指早晨3～5时,此时黑夜与白天交替。寅是一天之中阳气初生之时。中医学认为,十二经脉的运行与时辰相配属,寅时配手太阴肺经。手太阴肺经为经脉之首,始于中焦,下络于大肠,再回绕胃的上口,穿过膈肌,入属肺脏,沿肺系横出腋下,走上臂内侧下行至肘中、前臂桡骨内侧边缘进入寸口、大鱼际、大指末端。支脉交手阳明经,起始于肺脏。寅时阳气升发,是肺经值班之时,肺功能活跃。肺位于五脏之高处,气血运行趋势由上而下。

寅时是人们睡得最沉的时候,滋养和输布肺气,使人体器官组织处于良好状态,对全身健康具有事半功倍的效果。

寅时常见一些老年人因肺气不足出现早醒,应尽量自我调节,以安神定志,进入"回笼觉",也可采用咽津补肺的方法。咽津是以舌抵上腭,待唾液充满口腔后,缓缓咽下。此法有滋养五脏六腑、滋润养颜、补养肺气的作用。唾液有湿润口腔、保持口腔卫生、杀灭有害微生物、帮助消化、扩张血管、增强血流量的作用。唾液中还含有生物活性物质,如生长因子、血管活性丝氨酸蛋白酶及调节肽,有增强体质、延缓衰老的作用。

肺与大肠相表里,卯时(早晨5～7时),是"天门开"之时,阳气初现于地表,血液流注于大肠经,是大肠经最旺盛之时,是排便最佳时间。

⋅❃ 咳嗽不能滥用止咳药和抗生素 ❃⋅

咳嗽本身是机体对呼吸道有害物质的一种防御性排出的生理过程,通过咳嗽形式排痰,可清除呼吸道微生物,有些咳嗽可以自然而愈。如外感初期,咳嗽能够促进呼吸道痰液排出,有利于疾病康复。滥用止咳药会使致病菌隐藏更深,咳嗽很难缓解。

还有许多慢性咳嗽与感染无关,如许多咳嗽属于呼吸道高敏状态、上皮细胞功能分泌亢进出现咳嗽症状,而非致病菌感染所致。有一些咳嗽,是反流性食管炎引起的。病因不明确,滥用抗生素,反而会加重病情。有些咳嗽是肿瘤、心脏疾病引起的,随便使用抗生素会贻误诊断治疗。咳嗽应避免滥用抗生素。有些咳嗽属于药物反应,如治疗高血压的血管紧张素转换酶抑制药可使一些人咳嗽,应调整为其他降压药物。

所以,对咳嗽症状应分析病因、咳嗽性质、程度,根据病情确定用药,严格掌握使用抗生素指征:属于感染所致咳嗽,应尽早使用抗生素;非感染性咳嗽,应针对病因治疗,避免抗生素的不良反应对机体造成损害和延误治疗。

❀中药辨证养肺❀

(1)肺气虚

表现:咳嗽气短,痰白或清稀,疲倦乏力,面色苍白,畏风自汗,大便溏稀。舌淡苔白,脉细弱。

处理原则:补肺益气。

药用:黄芪、党参、白术、茯苓、怀山药、大枣、五味子、桔梗、甘草。

(2)肺阴虚

表现:咳嗽少痰,口干咽燥,痰中带血,声音嘶哑,潮热盗汗,心烦不寐,手足心热,大便干结。舌红少苔,脉细数。

处理原则:润肺养阴。

药用:北沙参、玄参、麦冬、生地黄、百合、天花粉、玉竹、川贝。

(3)痰湿蕴肺

表现:反复咳嗽,痰白量多,黏稠而厚,胸闷气短,大便稀软。舌苔腻,脉濡滑。

处理原则:健脾燥湿。

药用:陈皮、半夏、茯苓、苍术、神曲、怀山药、白术、莱菔子、紫苏子、白芥子。

(4)风寒束肺

表现:恶寒发热无汗,头痛身痛,鼻塞流涕,咳嗽痰白。苔薄白,脉浮紧。

处理原则：发散风寒。

药用：麻黄、干姜、细辛、桂枝、白芍、姜半夏、桔梗、杏仁、甘草。

（5）风热犯肺

表现：咳嗽痰黄，咽喉肿痛，身热烦渴，大便干结，小便短赤。舌红，苔黄燥，脉数。

处理原则：清肺泻热。

药用：金银花、连翘、菊花、桑叶、苇茎、生地黄、玄参、麦冬、甘草。兼脾虚：纳少便溏，怠倦乏力，面足水肿，苔白，脉濡弱。宜健脾益气。酌加木香、砂仁、姜半夏、茯苓、山药、党参、白术、甘草。兼肾虚：腰腿酸软，动则气喘，盗汗遗精，舌红少苔，脉细数。宜滋阴养肾。酌加熟地黄、山茱萸、牡丹皮、泽泻、茯苓、山药、麦冬、五味子。

❧ 养肺常用穴位 ❧

肺主气，司呼吸，统摄一身之气，维护肺气的升降出入正常。采用穴位养生，可疏通经络，调和气血，改善呼吸功能，增强免疫，提高抗病能力。

膻中

膻中属任脉。

定位：位于两乳头连线的中点（图6-11）。

功效主治：具有宽胸理气、清肺舒心功能，可用于治疗呼吸困难、咳嗽气喘、心悸胸痛、乳腺增生等。

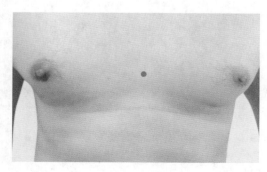

图6-11 膻中

操作:用拇指或中指指腹自下而上揉按本穴 2 分钟,以胀麻感向胸部放散为宜。

中府

中府属手太阴肺经。

定位:位于胸部锁骨外侧下方第 1 肋骨下缘凹陷处,距前正中线 6 寸(图 7-1)。

功效主治:本穴为肺经首穴,有调理肺气、止咳平喘、疏经清热功能,常用于治疗咳嗽气喘、肺胀胸痛、肩背痛等。

操作:用拇指轻轻按揉本穴 0.5 分钟后顺时针方向按揉 2 分钟,以局部酸胀感向肺部放射为宜。

云门

云门属手太阴肺经。

定位:位于胸外侧部,锁骨下窝凹陷处,距前正中线 6 寸(图 7-2)。

功效主治:云门有宣肺止咳、化痰泻热功能,可用于治疗咽喉肿痛、咳嗽气喘、胸痛、肩背痛等。

操作:按摩手法同上。

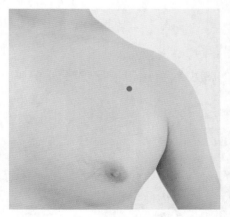

图 7-1　中府

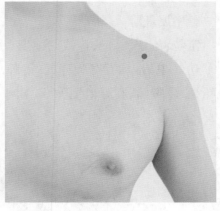

图 7-2　云门

天府

天府属手太阴肺经。

定位:位于臂内侧面,肱二头肌桡侧缘,腋前横纹头下 3 寸处(图 7-3)。

功效主治:天府有宣肺清热、调理肺气、安神定志作用,可用于治疗咳嗽气喘、前臂痛或麻木等。

操作:用拇指轻轻按揉本穴 0.5 分钟后按揉 2 分钟,以局部有酸胀感为宜。

大杼

大杼穴属足太阳膀胱经。

定位:位于人体的背部,第 1 胸椎棘突下,旁开 1.5 寸(图 7-4)。

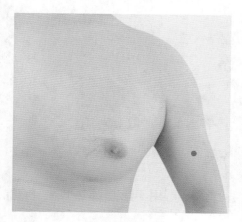

图 7-3　天府

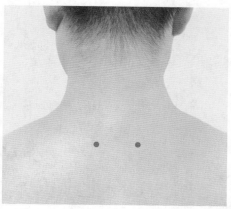

图 7-4　大杼

功效主治:大杼可强筋骨,清邪热,治疗咳嗽发热、项强、肩背痛等。

操作:食指指尖点按 2 分钟,以有胀感为度。

肺俞

肺俞属足太阳膀胱经。

定位:位于背部第 3 胸椎棘突下,旁开 1.5 寸(图 6-13)。

功效主治:肺俞有解表宣肺、肃降肺气,增强肺功能的功效,可用于治疗咳嗽气喘、鼻塞头痛、背部酸痛等。

操作:屈拳以食指关节突揉按同侧肺俞 2 分钟,以有胀感为度。

尺泽

尺泽属手太阴肺经。

定位:位于肘横纹中,肱二头肌腱桡侧凹陷处(图 7-5)。

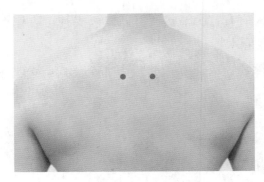

图 6-13 肺俞

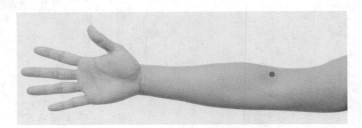

图 7-5 尺泽

功效主治:本穴功能清宣肺气,泻火降逆,可用于治疗肺热咳嗽、气喘潮热、胸部胀满、咽喉肿痛。

操作:用拇指点按本穴半分钟后按揉 2 分钟,以局部有酸胀感为宜。

列缺

列缺属手太阴肺经。

定位:位于前臂桡骨侧缘茎突上方,腕横纹上 1.5 寸处(图 7-6)。

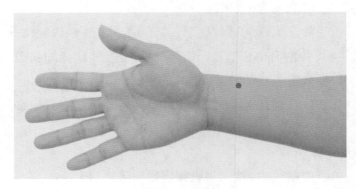

图 7-6 列缺

功效主治:本穴可宣肺解表,通经活络,通调任脉,常用于治疗面神经麻痹、伤风头痛、项强不适、咳嗽气喘、咽喉肿痛、齿痛。

操作:用拇指点按半分钟,然后按揉 1 分钟,以局部有酸胀感为宜。

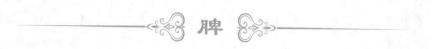

脾脏为人体的消化器官。"脾为后天之本",是维持人体生命的根本。"脾主运化",将食物化为精微物质,为机体提供能量。"脾统血",以维持人体气血的正常运行。"百病,皆由脾胃衰而生","善治病者,惟在调和脾胃"。调理脾胃是养生之本。

案例讲析

【案1】

洪某,男,57 岁,厦门人,2011 年 5 月就诊。

患者因近期出现疲劳症状,偶有腹胀,要求中药调理。刻诊:贫血面容,心肺听诊正常,腹部平软,肝脾触诊正常,舌淡,脉细。血常规:RBC 2.5×10^{12}/L,HGB 80g/L,PLT 203×10^9/L。大便检查:隐血阳性。诊断:贫血原因待查,消化道出血? 中医辨证:气血两虚。

考虑贫血原因与消化道病变造成的血细胞流失有关,建议患者行消化道内镜检查,再行中药调理,患者一时不能接受医生的意见,经反复动员说服,患者行胃肠镜检查,发现早期胃癌(溃疡型)和早期降结肠癌(浸润型)。及时采用手术治疗,术后经中药健脾调理 2 个月。随访至今,生活正常。

按:胃癌是消化道肿瘤之一,手术是首选。脾为后天之本,应用健脾化湿疗法,可增强疗效,提高患者生活质量,避免肿瘤复发转移。

【案2】

关某，女，50岁，泉州人，2010年3月就诊。

患者因血便、体重减轻、食欲下降、疲乏无力1个月在某医院就诊。肠镜及病理诊断：中分化腺癌，浸润肠壁肌层。CT检查：肠系膜淋巴结转移生化检查：肿瘤标志物CEA100ng/ml。诊断：晚期降结肠癌。刻诊：形体消瘦、心肺正常、腹部平软，腹股沟可触及淋巴结肿大。舌苔白厚，脉细。中医辨证：痰瘀内阻，毒邪壅盛。

术前采用中药治疗，应用祛痰化瘀、解毒散结之法。治疗1个月后病情稳定实施手术。术后实行化疗，接受化疗时出现头晕、恶心呕吐、食欲下降、白细胞减少等不良反应而中止。中药治疗予以健脾和胃，消食化痰，补益肾气等手段。调治4年，随访体重恢复，饮食、睡眠正常。

按：肠道肿瘤手术后，使用中药健脾调理，可预防手术并发症，防范术后肿瘤复发转移，提高患者生活质量，延长生存期。

·❈ 西医"脾胃"与中医"脾胃" ❈·

脾脏位于左季肋区的后外侧部，呈卵圆形，其长轴与第10肋相一致，是血液重要的滤过器，能清除血液中的异物、病菌以及衰老死亡的细胞，特别是红细胞和血小板。其在胚胎时期还有造血功能。脾脏是机体最大的免疫器官，占全身淋巴组织总量的25%。脾功能亢进可引起红细胞及血小板减少。脾脏还有储血、调节血量的功能。其质软而脆，若受暴力作用，易破裂出血而成为急腹症。

胃位于人体左上腹腔，贲门上接食管，幽门下通十二指肠。胃是食物的贮运场和加工厂，是食物消化的主要器官。经过口腔粗加工后的食物进入胃，经过胃的蠕动搅拌混合和胃内消化液大量酶的作用，使食物变成粥状的混合物，有利于肠道的消化和吸收。

中医"脾胃"相当于人体消化系统各器官的功能。"脾主运化"，消化和吸收食物的精微为机体提供能量,以保证和调节体液平衡。"脾统血",维持人体气血的正常运行,保证脏腑的功能。脾胃健壮,气血旺盛,脏腑受益。脾胃衰弱,营养吸收和消化不良,脏腑免疫功能低下,容貌憔悴,肤色无华,四肢乏力,头晕眼花,失眠心悸,使人处于亚健康状态,可能导致各种疾病的发生,故中医重视脾胃养生。

脾胃养生是健康之本

中医学认为,"脾胃为后天之本"。《素问·灵兰秘典论》曰:"脾胃者,仓廪之官,五味出焉。"饮食入胃,经脾的运化,形成精、气、血输布全身,为脏腑、四肢、百骸、七窍提供营养资源,保证人体的正常生长发育。正如唐容川《血证论》所说:"人生之后,后天养先天。"脾胃健旺与否,影响人体元气的盛衰和抗病的强弱。同时,先天不足,可以后天弥补。

汉代张仲景《金匮要略》云"四季脾旺不受邪",李东桓《脾胃论》曰"百病,皆由脾胃衰而生",故"治脾胃即安五脏""善治病者,惟在调和脾胃"。方隅《医林绳墨》指出:"人以脾胃为主,而治疗以脾胃为先。"沈金鳌《杂病源流犀烛·脾病源流》云:"古人谓脾为后天之本,信然也,盖脾统四脏,脾有病必波及之,四脏有病,亦必待养于脾,故脾气充,四脏皆赖照育;脾气绝,四脏不能自生……凡治四脏者,安可不养脾哉。"

脾胃是人体健康的基石,临床上许多疾病的发生和治疗过程会影响脾脏的功能,同时,脾胃功能失调,也会加重疾病和影响康复。

重视脾脏的养生调理,合理用药,对预防疾病与增进健康具有重要作用。

脾胃养生重在科学进食

科学进食包括饮食的数量、质量、选择与按时进食,是脾胃养生的基本要素。清代袁枚食养之鉴:"多寿只缘餐食少,不饱真是却病方。"若暴饮暴食,饮食过量,使胃张力过度扩张,排空受阻,食物进入肠道蠕动失调,导致"食滞胃肠",会出现恶心、呕吐、腹胀、腹泻等消化吸收不良的症状,甚者可发生急性胰腺炎,危及生命与健康。

饮食质量攸关人体健康,生冷食品刺激胃肠,会影响胃肠的正常蠕动,容易导致消化、吸收功能下降。热烫食品是食管病变的主要诱因,也是食管肿瘤发生的危险因素。饮酒过量、长期吸烟、食用辛辣刺激性食物是食管、胃肠病变的好发因素。化学污染、细菌污染和腐败变质的食物是导致消化道病变,引发急性胃肠炎的主要因素。

食物宜多样化且富有营养,"一不过饱、二不过咸、三不过甘、四不过肥、五不偏食"。同时,应根据不同的体质选择适当的食物,平时消化、吸收功能差,进食后易腹胀,大便溏薄,排便次数较多,属于脾胃虚弱体质,食物选择应以淀粉类为主,如米面食物等容易消化的食物,切忌过多进食蔬菜、水果和薯类等偏寒冷不容易消化的食物,以减轻胃肠道的负担。平时胃肠运动功能慢,大便秘结,应多进食富有纤维的水果和蔬菜,以促进肠道运动和排便。

三餐饮食原则上早餐要好,中餐要饱,晚餐要少。上午工作量大,人体消耗能量多,要满足能量的需求,保证饮食营养。现代人群中许多人没有早餐的习惯,这种习惯容易造成营养不良。中餐是对上午活动消耗和下午能量供给的补充,为人体提供足够的饮食营养,以维持机体营养的需求。夜晚进入睡眠状态,人体消耗能量少,应控制饮食。习惯性吃夜宵是多种疾病发生的诱因。

❧ 脾胃养生当以精神调摄为先 ❧

思虑过度造成的情绪障碍,如恐惧、悲伤、忧郁,可影响胃黏膜的血液灌注、胃肠道神经递质的释放、消化酶的分泌以及胃肠道的排空和蠕动、胃肠道消化和吸收功能下降,严重者可出现胃肠道血管痉挛收缩,常见的有幽门括约肌功能失调、胆汁反流、胃炎、胃溃疡、反流性胃炎等。情绪反应过度时,常以睡眠障碍、抑郁烦躁等为主要表现,出现嗳气、泛酸、食欲欠佳、腹胀、便秘或腹泻等症状。消化和吸收功能紊乱、体质下降、免疫力减低,易诱发其他疾病。

中医学认为"过思伤脾"。脾胃养生,当以精神调摄为先,要避免情绪过度反应,如忧思寡闷、萎靡不振、忧心忡忡或过度紧张。平时宜性格开朗、乐观,胸怀广阔,保持心态稳定;要积极上进,劳而有度,减少过度欲望,避免需求无度,理性防止情绪紧张造成的脾胃伤害。

❧ 运动养生可增强脾功能 ❧

中医学认为脾主肌肉、四肢。脾胃的受纳和运化,将水谷精微输送到全身,营养肌肉四肢,使其发达健壮而发挥正常功能。所以,肌肉与四肢发达,有赖于脾的运化功能。同时,脾能运化水湿,促进水液代谢,保证肌肉四肢充实。如果脾之精气不足,可出现肌肉萎缩无力或水肿。故临床治疗四肢肌肉病变和水肿,常从脾入手。

中医学认为脾主升清。脾的升清作用,将水谷精微上输于心、肺,营养脏腑、经络、肌肉、四肢、百骸。脾主升清有赖于人体的运动。运动促进脾脏的运化,运化为运动提供物质基础,互为因果,相得益彰。

由于人的体质差异及不同的生理病理表现,运动养生有所区别。如脾胃虚弱、中气不足、胃肠等脏器下垂,运动量不宜过大,且不宜饭后运动,可适当做提肛运动。锻炼可选择较温和的方式,如散步、慢跑、哑铃、打太极拳及做仰卧起坐、俯卧撑等。肝脾不和,胸胁满闷、嗳气吞酸、腹痛便秘人群,可选择散步、跑步、练太极剑、做健身操、游泳等运动,或经常揉腹,可以缓解脑 - 肠功能失调,改善胃肠道运动和分泌,促进消化和吸收。

❧ 科学起居可促进消化吸收 ❧

在日常生活中,应按时作息,劳而有度;按时进食,饥不过时,食不过量。此为保证胃肠正常消化吸收的基本条件。脾的运化,有赖于脾阳的温煦。常食生冷者会损害脾阳,导致脾不健运,食滞胃肠,影响消化、吸收。应避免过度进食辛辣等刺激性食物,如浓茶、浓咖啡、炙熏腌食物,可防止损伤胃黏膜。应戒除吸烟和饮用烈性酒的习惯。烟草可刺激和损伤胃黏膜,导致胃酸分泌过度,胆汁反流。大量饮酒或过度饮用烈性酒,能使胃黏膜充血、水肿,严重者可出现糜烂,造成各种胃病。

脾"喜燥恶湿",在运化过程中,需要阳气温煦、蒸腾、气化。久居湿地,脾容易受到湿邪困扰,使脾失健运,导致水液潴留,出现头重如裹、四肢困重、或腹胀、腹泻等消化吸收功能障碍的"湿困脾、脾不健运"症状。居住房室,要透气通风,以风燥湿,避免湿邪伤脾。

经常久坐不动会导致脾的运化功能失调,使胃肠道平滑肌张力减弱,蠕动缓慢,出现食滞胃肠、脘腹胀满等消化不良症状。

中医谓"脾与胃相表里"。胃主受纳、腐熟水谷,是脾消化之前提。脾主运化,为胃的受纳提供物质基础。"脾开窍于口,其华在唇"。人的口味、食欲与脾的功能有关,良好食欲是消化、吸收功能正常的表现。口唇是肌肉的一部分,故能反映脾的功能,唇淡说明气血不足,唇色鲜红说明脾胃功能正常。

❧ 防止医源性脾胃损伤 ❧

药物引起的脾胃损伤属于医源性脾胃疾病。解热镇痛药、糖皮质激素、红霉素、利血平等对胃黏膜常有损伤。口服上述药物以饭后为宜,可减轻对胃的刺激。服药后如出现上腹不适、黑便者,应考虑消化道黏膜出血,停止服用。

临床上常常见到一些患者,见腹泻就自行使用抗生素,此法实为不妥。长期反复使用抗生素,可使肠道菌群失调,影响脾胃的消化和吸收,对健康不利。腹泻见于感染性疾病,也可见于胃肠功能紊乱、肝胆疾病或肿瘤等。滥用抗生素,不仅会损害肝肾,还会延误对原发病的治疗。首先应明确诊断,针对病变治疗,严格掌握使用抗生素指征,避免带来不良后果。

中医学认为苦寒败胃。苦寒类中药,常用于实证、热证。长期使用苦寒中药,如黄连、黄芩、大黄、栀子、板蓝根等,会影响脾胃运化,出现腹胀、腹泻等。临床应用时应辨证用药,中病则止。对于脾胃虚寒者,使用苦寒药还会导致脾阳虚等症状,如五更泄、怕冷、四肢冰凉等。

❧ 胃肠道症状不能轻易忽视 ❧

腹痛是常见的胃肠道症状，是由多种原因引起的腹腔内脏器病变，或全身性疾病在腹部的反应，常见的有炎症、溃疡、肿瘤、出血、梗阻、穿孔、创伤或功能障碍等。腹痛位于中上腹部多见于胃、十二指肠病变；位于右上腹多见于肝胆疾病；位于左上腹多见于胃、胰腺疾病；位于右下腹常见于阑尾病变；位于左下腹多是结肠病变；位于中腹部多见于回肠疾病；位于下腹部多见于盆腔或妇科疾病；若出现全腹压痛、反跳痛要考虑腹膜炎；位于上腹偏于一侧，还要注意可能与肺、心脏或胸膜疾病有关；位于腹部左、右侧，可见于输尿管病变。此外，腹型紫癜、癫痫、肠系膜血管栓塞、铅中毒、痛经均有腹痛表现。腹痛、腹泻症状，可能是胃肠的病变，也可能是肝胆疾病造成的消化、吸收功能障碍。

胃黏膜病变及胃排空失调引发的恶心呕吐，可能是胃本身病变，也可能是脑炎、脑肿瘤或脑血管病变造成的中枢性胃黏膜应激性损害，或心功能不全造成的胃黏膜淤血、肾功能不全及尿毒症所致的胃黏膜损伤。

因此，胃肠道的症状，不容忽视，应该周密考虑，明确诊断，抓住病因，定位、定性治疗，才不会误诊误治。

❧ 长期便秘危害健康 ❧

便秘是常见症状，常不同程度地影响人的生活质量。汉朝王充在《论衡》中指出："欲得长生，肠中常清；欲得不死，肠中无滓。"便秘见于肠道功能性疾病和器质性病变，也常见于全身性疾病的肠道表现。

长期便秘有害健康，常见于以下几个方面。

（1）由于长期便秘，用力排便，粪团瘀滞使肠腔内压力增高，导致压迫肠壁退行性变化，薄弱部分膨出、损伤，形成结肠憩室及并发憩室炎。

（2）长期便秘及用力排便，粪团瘀滞压迫肛管、直肠静脉丛，造成回流障碍，久而久之痔核形成，并容易引起痔出血和肛裂出血。

（3）便秘排便用力，使原有腹腔脏器及血管病变危险因素增加，如脾破裂或动脉硬化引发急性缺血性肠病。

（4）便秘易增加心血管疾病的危险性。用力排便,可增加心脏负担,对心功能不全者可诱发心力衰竭;冠心病患者会因此加重心肌缺血;高血压患者因血压骤升,容易发生脑血管意外。

（5）便秘使腹腔压力增高,导致腹腔脏器血液循环阻力增加,影响肝胆代谢和肾脏排泌,同时,可引发胃的排空和肠道运动障碍,容易诱发反流性食管炎。

（6）便秘使腹腔压力增高的同时,也促使胸腔压力升高,影响肺脏通气功能和心脏收缩,可加重慢性阻塞性肺疾病和心脏疾病。

自我调理可防治功能性便秘

便秘不容忽视。首先要明确诊断,属于器质性疾病的要针对原发病进行治疗,属于功能性便秘则以自我调理为主。

（1）养成按时排便习惯。使直肠对排便产生正常条件反射,可防止便秘发生。

（2）多进食富含纤维的食物,如香蕉、苹果、番薯、黑木耳、韭菜等。这些食物的植物纤维有吸收水分的作用,能刺激肠道蠕动,有助于排便。

（3）增加体力活动,避免长时间坐位工作,可增强肠道张力,促进肠蠕动,有利于排便。

（4）适当锻炼。腹肌运动疗法:取仰卧位,两腿屈膝贴腹,然后向上提起,连续运动 20 次;弯腿进行踩自行车运动,连续 20 次;仰卧起坐,双手触摸两足尖,连续数次。

❧ 中药调养脾胃 ❧

（1）脾气虚

表现:面色萎黄,疲乏无力,纳少便溏,肌肉萎缩,久泻脱肛,或月经过多,白带清稀。舌淡脉弱。

处理原则:补益中气。

药用:黄芪、党参、白术、当归、升麻、柴胡、陈皮。

（2）脾阳虚

表现：面色苍白，畏寒肢凉，腹胀冷痛，得温则减，泛吐清水，大便溏薄，小便清长。舌淡苔白，脉细沉。

处理原则：温中健脾。

药用：干姜、肉桂、白术、陈皮、党参、茯苓、大枣。

（3）寒湿困脾

表现：脘腹胀满，泛恶呕吐，头身沉重，口黏乏味，大便溏薄，四肢水肿。

处理原则：燥湿运脾。

药用：苍术、白术、厚朴、半夏、陈皮、桂枝、茯苓、泽泻、猪苓等。

（4）湿热蕴脾

表现：皮肤黄染，胁痛脘胀，口干口苦，食欲欠佳，大便秘结或溏薄不爽，尿黄短少。舌红苔黄腻，脉濡数。

处理原则：清利湿热。

药用：茵陈、牡丹皮、栀子、藿香、茯苓、泽泻、薏苡仁等。

（5）胃寒证

表现：胃脘冷痛绵绵不已或急剧作痛，口泛清水，喜按，遇寒加剧。舌淡，脉沉细或弦。

处理原则：温中散寒。

药用：黄芪、党参、吴茱萸、附子、干姜、肉桂、白术等。

（6）胃热证

表现：胃痛急迫，烦热易饥，口干喜冷饮，口苦口臭，吞酸呕吐，牙龈肿痛，大便秘结，小便短赤。舌红苔黄，脉数。

处理原则：清胃泻火。

药用：黄连、栀子、黄芩、大黄、生地黄、牡丹皮、知母、石膏等。

（7）胃阴不足

表现：口干咽燥，干呕或呃逆，食后胃脘胀闷，大便秘结。舌红少苔，脉细。

处理原则：养胃生津。

药用：沙参、石斛、白芍、麦冬、玉竹、天花粉等。

❧脾胃养生常用穴位❧

中脘

中脘属任脉。

定位:位于腹部正中线,脐上 4 寸处(图 7-7)。

功效主治:本穴有调胃和中、化湿降逆的作用,可提高脾胃功能、促进消化和吸收。可用于治疗胃脘胀痛、呕吐呃逆、吞酸、食欲欠佳等。

操作:用拇指或中指按压约 1 分钟后顺时针方向按揉 30 次,以感觉酸胀为宜。

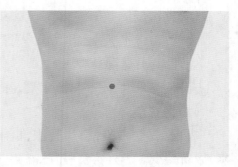

图 7-7　中脘

天枢

天枢穴属足阳明胃经,属手阳明大肠经募穴。

定位:位于脐旁 2 寸处(图 6-8)。

功效主治:本穴可理气止痛、活血散瘀、清利湿热,用于治疗胃痛胃胀、恶心呕吐、腹痛腹胀、便秘腹泻、痢疾、月经不调、痛经等。

操作:中指按压约 1 分钟,由内向外方向旋转按揉 30 次,以感觉酸胀为宜。

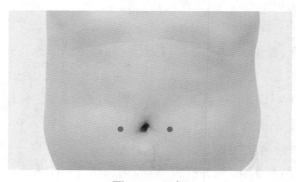

图 6-8　天枢

脾俞

脾俞属足太阳膀胱经。

定位:位于背部第 11 胸椎棘突下,旁开 1.5 寸(图 6-7)。

功效主治:脾为气血生化之源。脾俞可外散脾湿热之气,为治疗脾胃病要穴。

操作:双手叉腰,以拇指指腹点按背部两侧脾俞穴约 2 分钟,以感觉酸胀为宜。

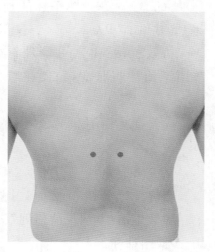

图 6-7 脾俞

胃俞

胃俞属足太阳膀胱经。

定位:位于第 12 胸椎棘突下,旁开 1.5 寸(图 7-8)。

主治功效:胃俞可祛湿调中,理中降逆,增强胃功能,常用于治疗胃痛呕吐、腹胀肠鸣、胸胁腰背痛等。

操作:按摩手法同脾俞穴。

大肠俞

大肠俞属足太阳膀胱经。

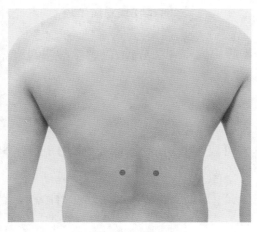

图 7-8 胃俞

定位：位于第 4 腰椎棘突下，旁开 1.5 寸（图 7-9）。

功效主治：本穴可调理胃肠，常用于治疗腹胀泄泻、便秘腰痛、早泄。

操作：按摩手法同脾俞穴。

支沟

支沟属手少阳三焦经。

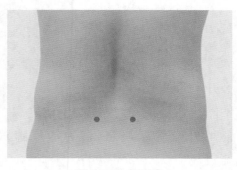

图 7-9　大肠俞

定位：位于腕背横纹上 3 寸处，尺骨与桡骨之间（图 6-18）。

功效主治：本穴可清热理气、疏利三焦，常用于治疗便秘胁痛、肩臂酸痛、小便困难等。

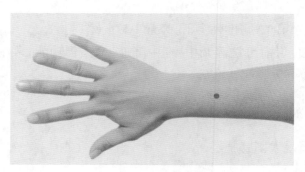

图 6-18　支沟

操作：用拇指指腹按揉本穴 2 分钟，以感觉酸胀为宜。

神阙

神阙属任脉。

定位：位于脐窝正中（图 7-10）。

功效主治：本穴可温阳救逆、利水固脱，常用于治疗腹痛泄泻、腹胀脱肛、水肿虚脱等。

操作：双手虎口交叉，掌心紧贴神阙穴，顺时针方向按摩 60 次，以腹部感觉微热为宜。

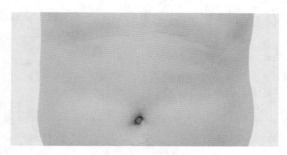

图 7-10　神阙

内关

内关属手厥阴心包经。

定位:位于前臂掌侧,当曲泽与大陵的连线上腕横纹上 2 寸处(图 2-3)。

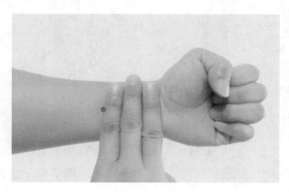

图 2-3　内关

功效主治:本穴善理气止痛,用于治疗恶心呕吐、胸胁腹痛、心绞痛、手臂痛、痛经等。

操作:分别用左右手的拇指按揉另一侧内关穴 2 分钟,以感觉酸胀为宜。

足三里

足三里穴属足阳明胃经。

定位:位于小腿前外侧,犊鼻下 3 寸,胫骨前缘一横指处(图 2-10)。

功效主治:本穴可调理脾胃、调节胃肠功能紊乱,常用于治疗胃痛呕吐、腹胀肠鸣、泄泻便秘、下肢痿痹。

操作:用拇指点按穴位,由轻至重,连续均匀按压 3 分钟,以有酸胀感觉为宜。

上巨虚

上巨虚属足阳明胃经。

定位:位于小腿前外侧,犊鼻下 6 寸,胫骨前缘一横指处(图 7-11)。

功效主治:本穴善调和肠胃,通调肠胃气机,常用于治疗泄泻肠鸣、便秘、下肢痿痹。

操作:按摩手法同足三里穴。

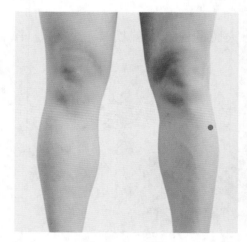 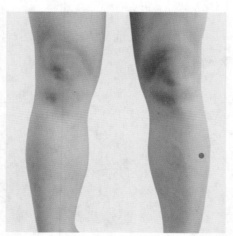

图 2-10　足三里　　　　　　　　图 7-11　上巨虚

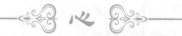

心

心脏具有独特的“泵”的功能,是维持生命的动力。中医学认为,“心为君主之官”,统摄人体五脏六腑;“心主血”,将血液输送到全身;“心藏神”,主宰人体的精神意识思维活动。

• 案例讲析 •

吕某,女,60岁,厦门人,2010年12月就诊。

患者于半年前被确诊为宫颈鳞状细胞癌Ⅲa并行放疗。近2个月出现阴道出血、白带增多且带粉红色浊样物。腹股沟可触及淋巴结肿大2.0cm×2.2cm。超声检查:盆腔少量积液。肿瘤标志物CA125 100U/ml、CEA 70ng/ml。诊断:宫颈癌复发,盆腔转移。在医院进行化疗后,出现头晕乏力,食欲下降,恶心呕吐,WBC 2.5×10^9/L,患者不能接受继续化疗,要求中药治疗。刻诊:腹胀,大便溏稀,每天2～3次,肛门坠胀,阴道分泌物为粉红色浊样物,时有阴道出血。舌红,脉细。

中医辨证:心火上炎,热毒蕴聚。予清心泻火解毒、利水排浊、化痰除湿之法。治疗2个月,症状改善。加外用中药清热祛瘀散结坐浴治疗,腹股沟淋巴结肿大消失,正常生活。

按:本案宫颈癌行放疗后复发,盆腔转移,化疗后白细胞下降,不能接受化疗。应用中药清心泻火解毒、化痰除湿调整内环境稳定,消瘀散结,抑制肿瘤发展,中药坐浴,为局部渗透性治疗,有直接抗癌作用。

西医"心脏"与中医"心"的概念

西医"心脏"为解剖学上的实质性器官,属于心血管系统的重要动力器官。心脏具有"泵"的功能,含有营养物质的血液从上、下腔静脉回流到右心,由右心"泵"入肺动脉;经肺气体交换后,又由左心"泵"入主动脉,循环于全身。前者就是所指的"肺循环",后者是"体循环"。

中医学"心"为人体五脏之一,具有解剖学的范畴,也表现为人体的一组生理功能综合群。"心主血"。心的搏动将血液通过脉管的循环输送到全身,并参与血液形成,具有解剖和生理学的功能表现。故可根据体表测得的脉动来诊察心的功能状态和其他脏腑功能,还可通过面色、舌部望诊来判断疾病的性质。"心藏神"。人的精神意识思维活动,包括人体大脑和周围神经系统的功能表现,由心来主宰。为此,近代有人对此提出异议,认为不能将心与大脑功能混为一谈。但中医学对心的认识是一种潜在功能的思维,就是说,神经系统的功能活动与血液循环提供的能量相关,现代研究也认为,心脏存在思维功能。"心开窍于舌"。心的生理病理表现可从舌体上得到一定程度的反映。因为舌体的网络状微循环结构能较早反映心血管的功能。中医学认为,"心为君主之官",是主持生命的最高统帅,统摄人体五脏六腑,主宰人的精神、意识、思维活动。中医所指的"心",除了具有西医"心脏"的功能外,也与神经、内分泌、免疫、代谢密切相关。

❧ 养心重视调摄情绪 ❧

　　情绪与心脏关系密切,中医学认为"过喜伤心"。《类经·情志九气》提出"悲哀忧愁则心动,心动则五脏六腑皆摇"的观点,说明恶劣的情绪,直接影响心脏与其他脏腑的功能。现代医学认为,情绪过度激动,暴怒激昂或狂喜过度,会使大脑皮质中枢抑制与兴奋过程发生紊乱,交感神经亢进,儿茶酚胺增高,全身小动脉痉挛,导致血压增高或高血压脑溢血;冠状动脉痉挛可出现心绞痛,心律失常,重者可发生心肌梗死、心源性猝死。有关资料显示,抑郁、愤怒、焦虑、压力与心脏病密切相关,是诱发心脏病的危险因素。

　　养心名言谓:"养心莫善于寡欲,目无妄视,耳无妄听,口无妄言,心无妄动。"精神调摄护心养心:以恬淡舒愉,调和喜怒,保持乐观心境;求欲有节,知足常乐,不为名利所累;不妄想妄为,不为淫邪所惑,无情痛之心,无思想之患;意志所为必当,循理而行,意志坚强,行为端正,以理服人,才能正确处理人与人之间的关系,避免人为的精神伤害;乐其欲,谦虚有礼,与人和谐相处,心境平和,造就健康的心理花园。平时注意调心养神,乐观宽容,遇事心平气和,理性冷静,不会因此而加重心脏负担,许多心脑血管疾病的突发事件可避免发生。

❧ 养心强调合理饮食 ❧

中医学认为"苦味入心","味过于咸,心气抑"。心脏活动需要一定的饮食营养来保证其发挥功能,同时也要限制摄入增加心血管负担的食品。

养心强调合理饮食,主要原则包含以下几方面:

(1)多素少荤。经常食用蔬菜和水果,适量鱼类、瘦肉、豆制品、脱脂奶、植物油等食品。这些食物富含植物纤维、维生素、矿物质及微量元素,可营养心脏,增进心脏功能。控制动物脂肪摄入,防止心血管动脉硬化的发生。如核桃、杏仁、花生等坚果富含对心脏有益的氨基酸和不饱和脂肪酸;黑芝麻含有不饱和脂肪酸和卵磷脂,能维持血管弹性,预防动脉硬化;海带属于可溶性纤维,比一般蔬菜纤维更容易被大肠分解吸收利用,可加速胆固醇和有害物质排出体外,防止血栓和血液黏性增加,预防动脉硬化。

(2)少精多粗。粗粮杂食,可降低血脂、减少患冠心病的风险。

(3)饮水限盐。适当饮水,可促进新陈代谢和体内有毒物质的排泄,防止血液黏稠度增高而诱发心血管疾病。减少钠盐摄入,可减少患高血压的风险。适量饮茶,特别是新鲜的绿茶(内含茶多酚),有较强的抗氧化作用,可促进胆固醇排泄,降低血脂,保护心血管,预防心血管疾病;但过度饮浓茶,可兴奋心脏传导系统,出现心律失常,影响睡眠。

(4)限酒戒烟。少量饮用低度葡萄酒,可改善微循环,增加冠状动脉血量;过量饮用烈性酒,乙醇摄入过度,会造成脂肪肝和血脂增高,使动脉血管硬化、血压增高、冠心病发病率增加。长期吸烟,血氧浓度降低,一氧化碳含量增高,会损伤血管内膜,容易发生心脑血管疾病,对心血管伤害极大。

❧ 适度运动有利于心脏健康 ❧

适度的运动可疏通血管,降低血液黏稠度,缓解血管痉挛性头痛,降低血压;还可增加冠状动脉循环血流量,改善心肌营养,提高心脏潜在功能;同时可减轻体重,预防肥胖和防止动脉硬化。运动量过小,达不到锻炼效果;超负荷的激烈运动,耗氧过度,反而会损伤心脏。因此,心脏运动养生应因人而异,循序渐进,持之以恒。

❧ 健康睡眠可保护心脏健康 ❧

有规律、有节奏地生活,合理安排工作休息,劳逸结合,体脑兼用,是维持心脏正常功能的重要条件。

健康睡眠直接关系到心脏健康。午时为中午 11 ～ 13 时,心经当令。上午阳气运化,午时开始阴生,是天地气机转换之时。人体与自然相应,此时应以静待劳,以不变应万变,养成良好的午休习惯。午休可以促进健康,消除疲劳,尤其在夏季,日长夜短,天气闷热难以入睡,影响睡眠,午休可调节劳逸,养心安神,避免午后精力不足。睡眠不好,血管迷走神经兴奋性增强,心率、血压就会随之升高。

失眠与高血压、心脏疾病关系密切,反复失眠不仅会带来无以言表的痛苦,影响生活和工作效率,还能引起焦虑、抑郁等精神症状,甚至会加重或诱发心血管疾病。失眠对人体危害极大,睡眠不好的人群,90% 以上的人会出现心肌供血不良,易造成心肌缺血、冠心病等心肌损伤。

保证健康的睡眠、养成良好的睡眠习惯、避免夜生活影响正常睡眠生物钟,是保护心脏健康的重要条件。

❧ 心脏常见症状自我辨识 ❧

胸痛

胸痛表现为膻中部位及左胸部疼痛为主的临床症状,常见于冠心病心绞痛,是冠状动脉供血不足的主要症状。如果持续时间长不能缓解,症状较剧烈,要考虑心肌梗死。心包炎、心肌炎发生胸痛,一般都有发病前期症状,如上呼吸道感染、发热等。颈椎病颈丛支配的肋间神经受压,可以表现为胸胁不适。反流性食管炎、肺梗死、肺肿瘤、肋间神经痛等均有胸闷、胸痛等临床表现。中医辨证,以寒瘀心脉、火邪热结、气滞心胸、痰浊闭阻、瘀血闭痹等论治。

心悸

心悸是自觉心脏搏动时的一种不适感,常见于冠心病、高血压心脏病、甲亢性心脏病、心肌炎、风湿性心脏病等。各类型的心律失常、心悸症状,应及时做心电图及相关检查,以明确诊断。中医辨证,以心气不足、心阴亏虚、心脾两虚、肝肾阴虚、脾肾阳虚、心虚胆怯、痰浊阻滞、血脉瘀阻论治。

健忘

健忘指记忆力减退,遇事易忘,常见于神经衰弱、脑动脉硬化、脑供血不足、脑萎缩等疾病。中医辨证,以心脾两虚、心肾不交、痰瘀痹阻论治。

不寐

不寐也就是失眠,常见于自主神经功能紊乱、脑动脉硬化、高血压、贫血、肝炎、反流性食管炎、更年期综合征等。许多失眠患者,常有胃肠功能紊乱、血压异常、疲劳等。中医辨证,以心脾两虚、阴虚火旺、心肾不交、肝郁血虚、心虚胆怯、痰热内扰、胃气不和论治。

晕厥

血管性晕厥是反射性周围血管扩张或急性大量出血引起的脑缺血。此外,晕厥还见于高血压脑血管痉挛、颅内高压脑水肿。中医辨证论治,分为闭证和脱证。

❦ 中药辨证养心 ❧

中医对养心具有独特疗效,对西医确诊的心脏疾病同样可以辨证论治,常见病证如下。

（1）心气虚

表现:心悸气短,胸闷胸痛,身疲乏力,面色无华。舌淡嫩,脉虚。

治疗原则:补益心气。

药用:党参、黄芪、白术、茯苓、大枣、炙甘草等。

（2）心血虚

表现:心悸不寐,疲乏无力,面色萎黄,头晕眼花,肢体麻木。苔淡,脉细。

治疗原则:养血安神。

药用:当归、川芎、熟地黄、白芍、酸枣仁、柏子仁等。

（3）心阳虚

表现:心悸喘促,心痛暴作,畏寒肢冷,面浮肢肿,面色苍白或暗滞。舌紫暗,脉结代等。

治疗原则:温补心阳。

药用:肉桂、干姜、附子、黄芪、党参、白术、炙甘草等。

（4）心阴虚

表现:心悸心烦,不寐多梦,五心烦热,潮热盗汗,口干咽燥。舌绛少苔,脉细数。

治疗原则:滋养心阴。

药用:太子参、天冬、麦冬、玉竹、玄参、生地黄、五味子、酸枣仁等。

（5）心火上炎

表现:心悸烦热,不寐多梦,面赤目红,口苦口干,口舌糜烂,小便黄赤。舌尖红绛,脉细数。

治疗原则:清心泻火。

药用:黄连、栀子、竹叶、生地黄、甘草等。

（6）心血瘀阻

表现:心悸心慌,胸闷刺痛,唇甲发绀。舌暗或紫斑,脉细涩或促结。

治疗原则:活血通脉。

药用:丹参、川芎、当归、柴胡、郁金、三七、桃仁、红花等。

（7）痰浊闭阻

表现:胸痛窒闷,涉及肩背,痰多气短,形体肥胖。苔浊腻,脉滑。

治疗原则:豁痰开窍。

药用:瓜蒌、薤白、半夏、茯苓、陈皮、白蔻仁、桃仁、红花等。

养心常用穴位

心脏主宰人体五脏六腑的生理活动。相应穴位按摩,可传导经气,养心安神,增强心脏和血管气血运行,保护心脏,促进脏腑功能活动。

厥阴俞

厥阴俞属足太阳膀胱经。

定位:位于第4胸椎棘突下,旁开1.5处(图7-12)。

功效主治:本穴有外泄心包热之功效。治疗胸闷咳嗽、呕吐、失眠、肋间神经痛等。

操作:用大拇指按揉分别揉按厥阴俞穴2～3分钟,力度适中,以感觉酸胀为度。

心俞

心俞穴属足太阳膀胱经。

定位:位于背部第5胸椎棘突下,旁开1.5寸处(图2-6)。

功效主治:本穴有疏通心脉、调理气血功效。治疗胸痛心悸、失眠、冠心病、心绞痛等。

操作:用大拇指按揉分别揉按同侧心俞穴2～3分钟,力度适中,以感觉酸胀为度。

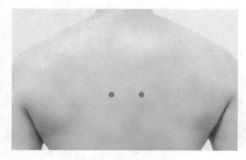

图7-12　厥阴俞

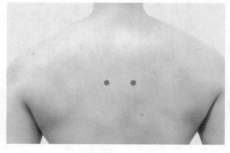

图2-6　心俞

内关

内关穴属手厥阴心包经。

定位:位于前臂正中,腕横纹上约2寸处(图2-3)。

功效主治:本穴有宁心安神、降逆止呕功效。治疗心痛心悸、胸闷呃逆、胃痛失眠、手臂痛。

操作:用双手拇指指尖分别按压对侧内关穴,按揉30次,以有酸胀感觉为度。

神门

神门穴属手少阴心经。

定位:位于腕掌侧横纹尺侧端凹陷处(图2-2)。

功效主治:本穴有补益心气功效,治疗心悸怔忡、健忘失眠、胸闷胁痛。

操作:用拇指指尖按压神门穴30次,以感觉酸胀为度。

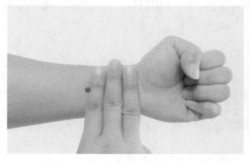

图 2-3 内关

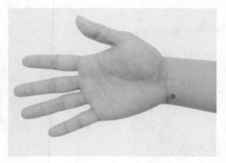

图 2-2 神门

膻中

膻中属任脉。

定位:位于体前正中线,两乳头连线中点(图6-11)。

功效主治:本穴有宽胸理气、活血通络、清肺止喘、舒畅心胸功效,治疗咳嗽气喘、胸痹心痛、心悸、噎膈。

操作:用拇指或手掌大鱼际部先顺时针后逆时针方向各按揉20次,力度适中,以感觉酸胀为度。

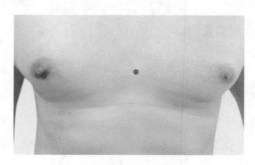

图 6-11 膻中

大陵

大陵穴属手厥阴心包经。

定位:位于腕掌横纹的中点,掌长肌腱与桡侧腕屈肌腱之间(图7-13)。

功效主治:本穴有清心宁神功效,治疗心痛心悸、胃痛呕吐、惊悸癫痫、胸闷胁痛、腕关节痛等。

操作:用拇指指腹揉按大陵穴30次,力度稍微重些。

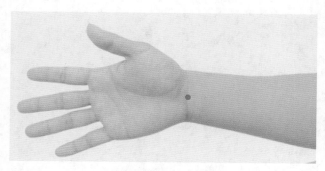

图7-13　大陵

曲泽

曲泽穴属手厥阴心包经。

定位:位于肘横纹中,肱二头肌腱的尺侧缘(图7-14)。

功效主治:本穴有宁心泻热、降逆镇惊作用。治疗心痛心悸、胃疼呕吐、胸闷咳嗽、肘臂痛。

操作:用拇指点按本穴2～3分钟,双手交替进行,以局部感觉酸胀为宜。

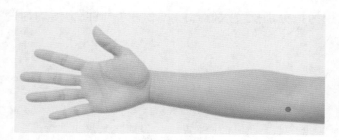

图7-14　曲泽

曲池

曲池穴属手阳明大肠经。

定位:位于屈肘肘横纹外侧端(图6-14)。

功效主治:本穴有清热宣肺、通经活络、解痉止痛功效。治疗流行性感冒、咽喉痛、牙痛、目痛、肩肘关节痛、上肢瘫痪、高血压、荨麻疹等。

操作:以拇指点揉1分钟,以感觉酸胀为宜。

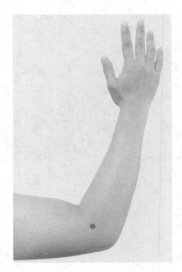

图 6-14　曲池

郄门

郄门穴属手厥阴心包经。

定位:位于前臂掌侧,大陵与曲泽的连线上,腕横纹上5寸处(图6-6)。

功效主治:本穴有宁心安神、理气泻热功效,治疗心痛心悸、胸闷胸痛、膈肌痉挛等。

操作:用拇指分别揉按双侧郄门穴2～3分钟,力度均匀适中,以感觉酸麻为宜。

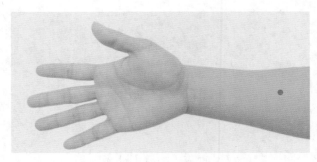

图 6-6　郄门

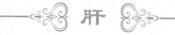

肝

肝脏是维持人体正常生理活动的重要消化器官。中医学认为,肝为"将军之官",参与人的精神意志活动。"肝藏血",调节全身血液。"肝主疏泄",促进消化、吸收,维持气血津液运行。"肝喜条达,恶抑郁",避免怒气伤肝,为养肝之大法。

案例讲析

【案1】

李某,男,46岁,南安人,2010年5月就诊。

患者疲乏消瘦,右上腹胀痛,食欲减退,腹泻,不寐2个月。刻诊:巩膜轻度黄染,腹部软,肝右胁下3cm肿块,质中。叩诊:腹部出现移动性浊音。舌苔白,脉弦滑。生化检查:总胆红素25μmol/L,直接胆红素10μmol/L,间接胆红素17μmol/L,甲胎蛋白940μg/L,癌胚抗原80μg/L,谷丙转氨酶80U/L,碱性磷酸酶120U/L,谷氨酰转肽酶90U/L。超声诊断:肝硬化、肝右叶占位性病变4.6cm×3.5cm×2.8cm,中度腹水。CT检查:肝右叶肿块4.6cm×3.6cm×3.0cm。病理诊断:肝细胞癌。行手术治疗,术后1年复发,行微波介入治疗,恩替卡韦抗病毒治疗等。中医治疗予清肝利水、健脾化湿、疏肝散结之法,症状改善,巩膜黄染,腹水消失。病情稳定,续以疏肝解郁、化痰散结、健脾安神等中药调理。随访,正常工作生活。

按:中药在治疗肝癌过程中具有提高整体疗效的作用。疏肝健脾可治疗肝癌伴肝硬化,利水化湿可消除腹水,疏肝理气能改善肝功能、抑制肿瘤细胞发展转移、清除致癌物质,健脾益气可提高消化功能。中药配合手术或介入治疗,可促进机体康复。中药结合抗病毒治疗,对抑制病毒对肝细胞的损害具有协同作用。中药治疗对提高生活质量、延长生存期有独特的优势。

【案2】

蔡某,女,45岁,厦门同安人,2012年7月就诊。

患者因左乳腺浸润性导管Ⅱ级癌,行手术、化疗后,胸痛,右上肢麻木,全身乏力,食欲减退,睡眠障碍就诊。检查:右腋下淋巴结肿大3cm×2.5cm,质地坚硬、固定,右上肢活动受限,舌苔白,脉弦滑。CT检查:左乳腺癌术后淋巴结转移。中医辨证:肝气郁结,痰瘀蕴结。应用中药疏肝理气、健脾化湿、软坚散结。治疗2个月后症状改善,左腋下淋巴结消失。现继续中药疏肝理气、调理脾肾,全身状况良好,检查正常,正常参加工作。

按:手术与放、化疗是西医治疗乳腺癌的优势,中医药作为全程的辅助治疗,在辨证的基础上,采用疏肝理气、健脾化湿、软坚散结的方法,可抑制肿瘤细胞发展。疏肝理气、调理脾肾,对减轻手术、化疗的不良反应,促进康复,提高机体免疫功能,消除肿瘤复发转移有积极的作用。

西医"肝脏"与中医"肝"

肝脏是维持人体正常生理活动的重要器官,在消化、吸收、排泄、生物转化以及各类物质的代谢中起十分重要的作用。肝脏呈红褐色,质地柔软。

《医学入门》指出:"肝之系者,自膈下着右胁肋下,贯膈之肺中与膈膜相连也。"中医学认为,肝为将军之官,主谋略,具有统帅三军的胆识,参与人的精神意志活动,促进机体消化和吸收,维持气血津液运行。

"肝主疏泄",具有调节精神神志活动,疏通、畅达全身气机,促进气血、津液的运行、输布,疏理三焦,促进脾胃之气的升降运化、胆汁的分泌排泄,促进男子排精与女子排卵行经等作用。"肝藏血",具有贮藏血液、调节血量、濡养筋目、保证月经正常、防止出血的作用。"肝与胆相表里",肝脏分泌胆汁并将其输送到胆囊,所以肝脏有病变会影响胆囊的功能。胆囊的病变,涉及肝脏,可表现为肝气郁结。"肝开窍于目",肝的相关疾病通过眼表现出来,如巩膜黄染,与肝疾病有关。许多眼科疾病,也常从调肝入手治疗。"肝主筋,其华在爪",肝血充足,筋骨强健,指甲红润,均与肝的代谢相关。中医肝的概念,实质上包含神经、消化、心血管、内分泌、运动等系统功能。

肝脏是人体巨大的"化工厂"

肝脏任劳任怨,埋头苦干,勤劳憨厚,是个庞大的人体化工厂。因此,肝为人体生命之源。肝脏的健康关系到人体生命安危。

（1）糖代谢:饮食中的淀粉和糖类经肠道消化、吸收后转化为葡萄糖,肝脏将它合成肝糖原贮存在肝细胞中。当血中葡萄糖含量低于正常的需要量时,肝脏就会将肝糖原分解成葡萄糖释放到血液中,维持一定水平的葡萄糖含量,以供生理活动的需要,成为人体能量的来源。

（2）蛋白质代谢:肝脏是人体白蛋白唯一的合成器官。γ球蛋白以外的球蛋白、酶蛋白及血浆蛋白的生成、维持及调节都需要肝脏参与。

（3）脂肪代谢:脂肪的合成和释放、脂肪酸的分解、酮体的生成与氧化、胆固醇与磷脂的合成、脂蛋白的合成和运输等均在肝脏内进行。

（4）激素代谢:肝脏参与激素的灭活,当肝功能长期损害时可出现性激素降解失调,临床上出现肝掌、蜘蛛痣、男性乳房发育及性功能改变等。

（5）胆汁生成和排泄:胆红素的摄取、结合和排泄,胆汁酸的生成和排泄都由肝脏承担。肝细胞分泌胆汁,经胆管输送到胆囊,胆囊浓缩后排放入小肠,帮助脂肪的消化和吸收,变成人体需要的磷脂、胆固醇以及胆固醇酯。肝脏分泌的胆汁酸盐,可促进脂溶性维生素 A、维生素 D、维生素 E、维生素 K 的吸收和储藏。

（6）免疫和凝血功能:肝脏是人体最大的网状内皮细胞吞噬系统,能通过吞噬、隔离消除入侵和内生的各种抗原。部分凝血因子都由肝脏制造,肝脏在人体凝血和抗凝两个系统的动态平衡中起着重要的调节作用。

（7）解毒与血容量、水、电解质的调节作用:人体代谢过程中所产生的一些有害废物及外来的毒物、毒素、药物的代谢和分解产物,由肝脏解毒。氨基酸代谢,如脱氨基反应、尿素合成及氨的处理也在肝脏内进行。

保护肝脏健康非常重要,饮食失衡,不洁饮食,不良嗜好,滥用药物,过度劳累、忧伤、暴躁等,均会损伤肝脏,影响肝功能的正常发挥,给人体健康造成威胁。

·养肝以舒畅情绪为要·

中医学认为"肝主疏泄,怒气伤肝"。不良情绪会影响肝的疏泄功能,危害肝脏健康,故强调"善养肝者,莫切于戒暴怒"。

过度的情绪会引发一系列生理病理现象,造成交感神经亢进,全身血管收缩,影响肝的血液供应与调节,增加肝的物质代谢负担;机体应激反应释放大量激素,自身的免疫功能降低;消化、吸收功能障碍,肝脏营养供应受到影响。愤怒、悲观、抑郁、经常发火等不良情绪会极大地伤害肝脏,影响肝细胞代谢。不良情绪常常造成机体抵抗力下降,是诱发各种肝病的因素。对于慢性肝病患者而言,良好的情绪,有助于缓解、控制病情发展,延缓肝纤维化的进程。

舒畅的情绪能改善血液循环,促进肝脏的新陈代谢,有利于肝脏健康。肝脏情志调摄,需要有稳定平和的心境,防止因欲望过高而情绪大起大落,或"暴怒伤肝"。肝病患者,要有坚强的意志,树立信心,克服急躁情绪,认真配合医生的治疗,使自己从疾病的束缚中解脱出来,防止疾病迁延、反复,甚至加重病情。

中医所指的"肝阳上亢"常见于高血压,表现为头胀、头痛、面红、烦躁,常与情绪暴怒有关。中医常见的情志病表现为胁胀满闷、嗳气叹息、情绪低沉、睡眠不佳、意识障碍,常与精神因素有关。情绪不当可导致肝气郁滞、气血逆乱,疾病由此而生。故肝脏养生,重在调情绪。

·饮食养肝注重营养与均衡·

肝脏是人体的重要器官,肝脏活动要靠饮食营养来补充能量。对肝脏有益的食物,如五谷杂粮、水果、蜂蜜等,能补充肝脏活动所需的糖,增强肝脏的解毒功能;动物瘦肉类、禽蛋类、鱼、虾、贝类是补充蛋白质的食物,能促进肝细胞的修复和再生。肝脏还需要多种维生素供给,如牛奶、蛋类、动物肝脏、胡萝卜等富含维生素 A;黄豆芽、绿豆芽、全麦等富含维生素 B_1;大米、大豆、绿叶菜等富含维生素 B_6;西红柿、青椒等新鲜蔬菜及鲜枣、猕猴桃、山楂等新鲜水果富含维生素 C。

适当进食含纤维素多的食物,如红薯、香蕉、苹果等,有助于大便通畅,促进胆汁分泌和排泄,防止胆汁在肝管淤积,保护肝功能。醋有稀释胆汁、促进胆汁排泄、降低胆固醇和甘油三酯、帮助食物消化和吸收的功效。适量饮醋,有益于肝的保健。绿茶有清热解毒、舒神清脑、帮助排泄的功效。实验证明,绿茶有防止血小板黏附聚集、防止白细胞数量下降等活血化瘀的作用。适当饮茶,可促进胆汁循环、降低胆固醇,有益肝脏健康。

饮食养肝,要平衡、适度、有节地饮食。少进食富含脂肪食物和少饮酒,防止脂肪肝和肝硬化。注意饮食卫生,预防病毒性肝炎。

适度运动可促进肝脏健康

运动是护肝的有效方法。适当运动,能改善神经对肝脏的调节功能,促进肝脏血液循环,有助于肝脏健康。运动可以防止肥胖,改善肝脏血液循环,防止血脂滞留肝脏,促进气体交换,保障肝脏得到更多的氧气与养料。

脂肪肝是一种生活方式病,非酒精性脂肪肝患者大多有久坐少动的习惯。久坐少动,特别是晚餐进食高热量、高蛋白、高脂肪食物后坐着不动,日积月累,体内过剩的营养就会转化为脂肪,积存在肝脏,形成脂肪肝。

坚持运动是治疗脂肪肝最好的"药物"。运动不但能消耗多余的能量,还可以增加胰岛素受体的敏感性,以维持相对正常的血脂、血糖水平。只要每天运动 30 分钟,脂肪肝病情就会减轻,甚至被逆转为正常。以体力和耐力为目标的全身性低强度动态运动,如慢跑、打羽毛球、拍皮球、跳舞、跳绳、游泳、做保健操、打太极拳等,建议选择其中一种,每天 1 次,每次持续20 ～ 30 分钟,以运动后不感到疲劳为宜。但在肝脏急性发病期间,应保证休息,避免过度活动而增加肝脏负担。

❧ 过度疲劳影响肝脏健康 ❧

许多肝病常由过度疲劳诱发。因为机体过度疲劳,整体能量消耗增加,免疫功能下降,而肝脏合成与代谢增强,以加倍的工作来应对全身各个器官的能量需求,加上各种致病因素,肝脏超负荷劳动,久而久之,肝脏可由代偿阶段发展到失代偿阶段,出现肝疲劳,导致肝功能减退和肝病的发生。同时机体免疫功能下降,容易招惹嗜肝性病毒感染,引发肝脏病变。因此,应该按照肝脏生理特点,避免过度疲劳,注意起居生活,劳而有度。当出现肝功能异常时,根据病情,必要时应卧床休息。

肝经运行时间为凌晨 1 ～ 3 时,丑时当令,阴气下降,阳气上升,此时睡眠有濡养肝经、促进肝经运行代谢的作用。如此时得不到休息,将导致肝血不足,白天出现头晕目眩症状。肝经与冲脉相连,冲脉为血海,主女子月经运行,丑时休息不足,冲脉受损,可导致月经失调,经血减少,甚至出现闭经。睡眠与肝藏血和肝疏泄功能密切相关。丑时睡眠充足对全身的血液运行、促进免疫细胞的形成具有重要作用。丑时睡眠不足,将导致肝气郁滞,可出现胸闷气促、心烦意乱,气血运行不畅时,可出现全身乏力、四肢冰凉等症状。

❧ 如何防止医源性肝损害 ❧

在药物使用过程中,因药物本身或 / 及其代谢产物,或由于特殊体质对药物的超敏感性,或耐受性降低所导致的肝损伤,称为"药物性肝损伤",亦称"药物性肝病"。

由药物引起的肝病占非病毒性肝病的 20% ～ 50%,占暴发性肝衰竭的 15% ～ 30%。在我国肝病中,药物性肝病的发生率仅次于病毒性肝炎及脂肪性肝病(包括酒精性及非酒精性),发生率较高,但由于临床表现不特异或较隐匿,常常不能被发现或不能被确诊。抗肿瘤的化疗药、抗结核药、解热镇痛药、免疫抑制药、降糖降脂药、抗生素、抗真菌药、抗病毒药、麻醉药、驱虫类药和激素类药等,还有一些中药,如黄药子等,均可引起药物性肝病。

现代医学研究表明,大多数药物进入人体后都要经过肝脏进行代谢转化,患有肝脏疾病或肝功能不良时,药物清除率降低,更容易引起药物的不良反应。所以,在治疗疾病时,都应想到应用的药物会不会损害肝脏,尽量减少不必要的用药,减轻肝脏负担。当肝脏出现病变时,治疗肝病用药也应有针对性,避免因保肝药应用过多,反而给肝脏带来不必要的负担。更不能单纯依赖保肝药物,应考虑多方面因素,采取综合性措施来保护肝脏。

❧ 肝胆疾病的全身性反应 ❧

肝脏是糖原、脂肪合成、分解与糖异生的主要器官,为全身组织细胞提供能量需要。脑组织的能量供应、红细胞的氧化,均依靠肝脏的调节发挥作用。机体每天至少消耗 160g 葡萄糖,才能维持人体正常功能活动。

当出现低血糖头晕、出汗、乏力时,要注意是否与肝脏有关。暴发性肝病、慢性肝炎、肝癌等疾病可使肝糖原分解、合成及糖异生发生障碍,肝脏葡萄糖减少可引起空腹低血糖,肝硬化酗酒容易出现低血糖。血糖增高不只是糖尿病的表现,急性黄疸型病毒性肝炎、肝硬化由于肝脏实质性损伤和胰岛素抵抗也可出现空腹高血糖。所以,临床上要重视肝脏病变,避免误诊误治。

肝胆疾病伴有胆汁分泌功能障碍时,会影响脂溶性维生素的吸收,导致脂溶性维生素缺乏。如维生素 A 缺乏,可出现夜盲症;维生素 K 缺乏,凝血因子合成减少,容易发生黏膜、牙龈、皮肤出血。

如果出现没有其他原因可解释的全身疲乏无力、厌油、恶心呕吐、肝区疼痛、腹胀腹泻、尿如浓茶,经休息不能缓解,又有近期与肝炎患者密切接触,或进食过不洁海产贝类食物,或有血源性、不洁性接触等传染途径,要高度怀疑肝炎的可能性,应及时到医院进行肝功能和肝炎病原学检查。

❧ 中医辨证养肝 ❧

（1）肝气郁滞

表现:胸胁胀闷,忧郁易怒,善太息,失眠,月经紊乱,痛经。舌淡,脉弦。

治疗原则:疏肝理气。

药用:柴胡、白芍、当归、川芎、制香附、枳壳、郁金、五味子、山药、首乌藤、炒酸枣仁、甘草。

（2）肝火上炎

表现:头痛眩晕,目赤面红,口苦口干,胸闷胁胀,尿黄便秘,心烦不寐,月经提前,痛经。舌红苔黄,脉弦。

治疗原则:清泻肝火。

药用:龙胆、黄芩、栀子、柴胡、泽泻、菊花、车前子、当归、生地黄、炒酸枣仁、甘草。

（3）肝阳上亢

表现:眩晕耳鸣,头涨面红,口苦咽干,烦躁易怒,失眠心悸。舌红,脉弦。

治疗原则:平肝潜阳。

药用:天麻、钩藤、石决明、夏枯草、菊花、栀子、黄芩、首乌藤、益母草、生地黄、茯神、甘草。

（4）肝胆湿热

表现:双目黄染,胸胁胀满,口干口苦,腹胀纳呆,便秘尿黄。苔黄腻,脉弦滑。

药用:茵陈、栀子、大黄、龙胆、黄芩、柴胡、泽泻、菊花、山楂、生地黄、甘草。

❧ 养肝常用穴位 ❧

肝脏穴位养生保健,有疏肝理气、健脾和胃、宁神活络、养血益精功效,用于增强肝功能,改善机体内环境稳定,增强体质和抗病能力。

攒竹

攒竹属足太阳膀胱经。

定位：位于面部，当眉头凹陷中，眶上切迹处（图7-15）。

功效主治："肝开窍于目"。本穴为眼保健穴位，常治疗迎风流泪、视力疲劳、假性近视等。

操作：用拇指轻轻揉按2分钟，以局部有酸胀感为佳。

期门

期门穴属足厥阴肝经。

定位：位于胸部乳头直下第6肋间隙，前正中线旁开约4寸处（图6-2）。

功效主治：本穴有疏肝理气、健脾和胃作用，治疗乳房胀痛、肋间神经痛、月经不调、腹胀呃逆、吞酸。

操作：用中指指腹以顺时针方向按揉2分钟，力度适中，以局部有酸胀感为度。

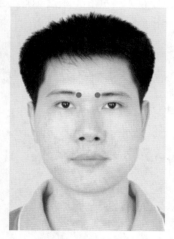

图 7-15　攒竹

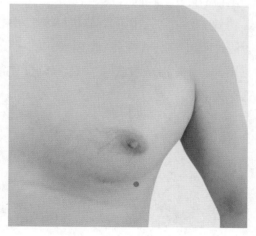

图 6-2　期门

肝俞

肝俞穴属足太阳膀胱经。

定位：位于背部第9胸椎棘突下，旁开1.5寸处（图6-3）。

功效主治：肝俞是治疗肝病和肝脏保健要穴，具有疏肝理气、养血滋阴、行气止痛功效，治疗胸痛、腹痛、脊背痛、肝病等。

操作：用拇指指腹点按 3 分钟，以感觉压痛为宜。

阳陵泉

阳陵泉穴属足少阳胆经。

定位：位于小腿外侧，腓骨小头前下方凹陷处（图 7-16）。

功效主治：本穴有疏肝理气、降浊除湿作用，治疗胆囊炎、结石症、胁肋痛、坐骨神经痛、下肢痿痹、膝关节病变。

操作：用拇指指尖重掐揉按 1 分钟，以局部有酸胀感为度。

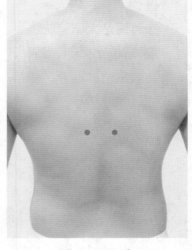

图 6-3　肝俞

足三里

足三里穴属足阳明胃经。

定位：位于小腿前外侧，犊鼻下 3 寸处，胫骨前缘一横指（图 2-10）。

功效主治：足三里有调节机体免疫力、调理脾胃、扶正祛邪的作用，常用于治疗呕吐、呃逆、腹胀、腹痛、失眠、头晕等。

操作：用拇指点按穴位，由轻至重，连续均匀按压 1 ～ 3 分钟，以有酸胀感觉为宜。

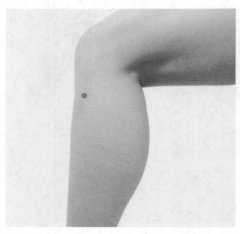

图 7-16　阳陵泉

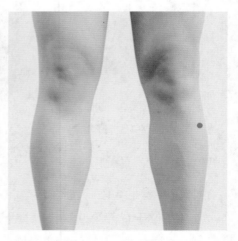

图 2-10　足三里

三阴交

三阴交穴属足太阴脾经。

定位:位于小腿内侧,当足内踝尖上 3 寸处,胫骨内侧缘后方(图 7-17)。

功效主治:三阴交有养护肝、脾、肾的作用,治疗腹痛腹胀、泄泻便溏、月经不调、崩漏带下、遗精阳痿、遗尿足痿、失眠等。

操作:用拇指均匀点按 2 ～ 3 分钟,力度由轻渐重,以感觉酸胀为宜。

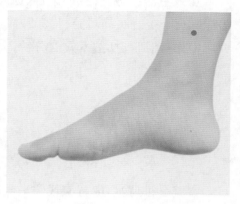

图 7-17　三阴交

大敦穴

大敦穴属足厥阴肝经。

定位:位于足大趾末节外侧,趾甲角 0.1 寸处(图 7-18)。

功效主治:大敦为镇静复苏要穴,对昏迷患者,可指掐此穴助其苏醒。有疏肝理气、宁神调经作用,治疗疝气遗尿、月经不调、脑卒中后遗症等。

操作:用拇指点按本穴,力度由轻渐重,连续均匀按压 36 次。

行间

行间穴属足厥阴肝经。

定位:位于足背第 1、2 趾间缝纹端处(图 7-19)。

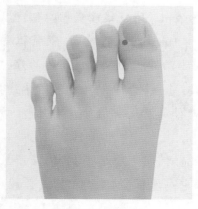

图 7-18　大敦

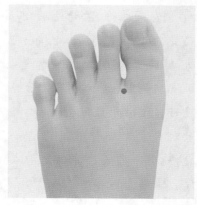

图 7-19　行间

功效主治:本穴有息风宁神、通经活络、疏肝理气、增强肝功能的作用,治疗肝火上炎之头痛目眩、目赤肿痛、月经不调、痛经、崩漏带下等症。

操作:用拇指揉按本穴 2 分钟,力度均匀,以有酸胀感为度。

肾脏是维持水、电解质代谢平衡的重要器官。中医认为,"肾为先天之本",是人体生长发育与延缓衰老之根本。"肾主水",与肺、脾共同调节水液代谢,维护机体正常功能。肾脏养生是调整内环境稳定、增强体质、防范未病、阻断疾病发展的重要措施。

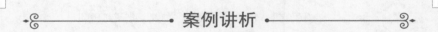

案例讲析

【案1】

李某,女,70 岁,四川人,2012 年 2 月就诊。

患者头晕 5 年,伴胸闷气促,心悸乏力。以尿频、尿急、尿痛、尿血 1 个月就诊。刻诊:血压 170/100mmHg,心律不齐,100bpm。心电图:TV 4 ~ 6 低平。尿常规:蛋白(++),隐血(+++),硝酸盐(+++),结晶(++)。超声检查:双肾结石,右肾结石 1.2cm×1.0cm,肾盂轻度积水,右输尿管扩张,左肾结石 0.7cm×0.8cm。膀胱镜检查:膀胱前壁占位病变,分别为 3.0cm×2.0cm、2.0cm×1.5cm。病理诊断:膀胱腺癌。诊断:膀胱癌,双肾结石。患者拒绝手术治疗。西医采用药物治疗,中医予清热利湿、通淋排石法治疗。治疗 1 周,头晕、尿频、尿痛等症状明显好转。继予理气活血、软坚散结、补益肾气法治疗一个月,随访,患者无不适症状。

按:膀胱癌治疗原则上手术切除是首选,根据病变程度,应用放、化疗。本病同时伴有心血管疾病,考虑手术风险,中药治疗分阶段进行,先以清热利湿、通淋排石治疗,善后以理气活血、软坚散结、补益肾气治疗,带瘤生存。

【案2】

王某,男,40岁,厦门人,2015年5月就诊。

患者因反复尿频、尿急、尿痛、血尿1个月,就诊于某三级医院泌尿科。超声检查:膀胱壁黏膜毛糙。膀胱镜检查:腺性膀胱炎,膀胱三角区黏膜上皮增生,膀胱颈部分腺腔内见淀粉样物沉积。病理检查:膀胱黏膜上皮呈巢状,内翻性向下生长,细胞复层排列,部分上皮细胞排列紧密,极性紊乱,细胞核增大,深染,核浆比增大;间质淋巴细胞浸润。行手术治疗,手术之后症状不能缓解,再次就诊于另三级医院泌尿科,膀胱镜复查,与术前病理检查比较,病变加重,医院要求再次住院治疗,以防病情恶化。查体:双侧输尿管区压痛,舌苔黄厚腻,脉滑。尿检:尿硝酸盐(+++)。中医辨证:痰瘀内阻,湿热下注。治法:祛瘀散结,清热通淋。医嘱注意多饮水,减少嘌呤饮食,中药治疗4周,尿频、尿急、尿痛、血尿症状明显缓解。

按:本案考虑为由尿硝酸盐长期刺激引发的腺性膀胱炎,与不良的生活方式有关,为长期饮水量不足、进食过度嘌呤食品所致。健康生活方式是防止肿瘤发展的重要因素。中医从湿、瘀论治,应用清热通淋、祛瘀散结之品,使腺性膀胱炎之癌前病变不适症状得到明显缓解。

❧西医"肾脏"和中医"肾"❧

肾脏是位于腹腔后脊柱两旁的实质性脏器,长9～12cm,宽5～6cm,厚3～4cm,重120～150g。肾脏是泌尿系统的重要器官之一,具有维持水、电解质平衡,排泄体内代谢废物,保持内环境稳定等功能。

中医学认为"肾藏精"。肾精包括先天之精和后天之精,有肾阴与肾阳之分,两者相互为用、相互依存、相互制约,保证人体正常生理功能的相对平衡。精是维持人体脏腑功能活动及生长、发育、生殖的物质基础和动力。所以,肾与人的生长、发育及衰老息息相关。"肾主水",人体的水液代谢,其运转过程与肺、脾、肾、三焦、膀胱等脏腑密切相关,均有赖于肾气的气化和肾阳的温煦、推动作用。"肾主纳气",即呼吸由肺所司,但有赖于肾气的摄纳。"肾主骨、生髓、充脑,其华在发",即肾精滋养骨骼,生髓充脑。肾精旺盛,则人的骨骼健壮、生长发育良好、思维敏捷、智力提高及头发生长迅速。"肾开窍于耳",即肾气通于耳,肾精充足,听力灵敏。

中医所说的"肾",除了有西医的"肾脏"功能外,还包括生殖、消化、呼吸、心血管、内分泌等系统的功能。中医的"肾"与西医的"肾脏"是有很大区别的,但人们常常会混为一谈。

临床症状表现为"腰酸腿软、头晕疲乏、不寐多梦、尿频或多尿"的患者,虽然属于中医学"肾虚",但从上述的症状来看,可能是腰肌劳损、腰椎间盘突出、高血压、泌尿系感染、泌尿系结石、肾炎、肾肿瘤等疾病。如不进一步检查明确诊断,就盲目补肾治疗,可能会导致误诊或延误治疗,甚至造成不可挽回的生命损失,这是临床屡见不鲜的事例。所以,在临床上应在明确诊断肾病之后,针对疾病采用相应的治疗方法,或采用西医治疗方法,或参照中医辨证论治,或中西医结合治疗,方能有的放矢,安全无误。

养肾应注意精神调摄

中医学认为"恐伤肾"。惊恐之时,可致人尿失禁。如发生突发事件,大脑神经紧张度急剧变化,导致膀胱括约肌功能失调,小便失控。"肾其华在发",焦急或精神打击过大,常会出现满头白发。由于情志过度使大脑皮质功能紊乱、神经内分泌失调,可造成阳痿、遗精。精神紧张甚者,可伴心悸心慌、心动过速、心律不齐、血压上升,直接影响肾脏的血供,也是诱发各种肾脏疾病或加剧原有肾病的重要因素。

养肾应注意精神调摄,保持稳定的心态。心理平衡,情绪乐观,精神与心身健康,是保证肾的气血通畅和肾功能正常的基本要素。同时,情绪健康,人体免疫功能稳定,可避免和减少肾病的发生。肾病患者更应强调情绪健康,勇敢地对待疾病,这是延缓肾衰竭的基本条件。对透析的患者在透析治疗前应做好心理疏导工作,以取得患者的配合。

·ᆼ 饮食均衡保护肾脏健康 ᘻ·

肾脏饮食调摄,最基本的是保证营养平衡。人到发育成熟阶段,肾细胞没有再生功能,而是随着年龄增长而衰退。肾的营养摄入质和量不足,会导致肾的能量供应不足而早衰。对肾病患者而言,不利于肾的康复。对肾功能不全患者,会加重肾衰竭。肾的营养过剩,会增加肾的负担,造成肾的血流障碍和代谢紊乱,加快肾衰竭。因此,合理、适宜的饮食营养,是养护肾脏的重要基础,也是延缓肾衰竭的基本保证。

有益于肾脏健康的食物包括牛奶、鸡蛋、瘦肉、鲫鱼、水果、蔬菜(南瓜、冬瓜、绿豆、赤小豆、土豆、莲藕等),这些食物富含蛋白质、糖类、维生素。肾脏养生饮食宜清淡,少摄入高脂肪、高胆固醇和高盐饮食,防范肥胖、高脂血症、高血压动脉硬化、糖尿病和高尿酸血症,阻断相关的肾病发生。适度饮水,有利于清除体内代谢产物和碱化尿液,是缓解高尿酸血症和避免泌尿系结石发生、保证肾脏健康的重要措施。

肾病患者饮食养生,强调搭配合理、注意卫生、因人而异。如肾炎患者应进食富含维生素的蔬菜和水果,低盐少脂,清淡饮食。在肾炎急性期应根据体内消耗状况,通过保持营养与体液平衡来调整饮食。慢性肾功能不全的患者,应补充适量的优质低蛋白,如牛奶、鸡蛋、鲜鱼、瘦肉等,以满足体内蛋白质的代谢需要,减少体内废物堆积,减轻氮质血症;主食宜食用含蛋白质低的糖类,如麦淀粉(洗去蛋白质的面粉),亦可配合含淀粉多的南瓜、土豆、地瓜、粉丝、藕粉等,保证摄入充足的维生素和无机盐,并随时调整水、钠的摄入。

·ᆼ 运动锻炼可增强肾脏功能 ᘻ·

运动锻炼,通过增加心血流量和心排血量,可促进肾脏血液循环,增加细胞氧合度,提高肾细胞的功能,促进肾脏代谢,使人体代谢产物从小便排出体外,促进肾脏的健康和防止肾病发生。肾结石患者,提倡多饮水、多运动,有时小结石不经治疗,常常随着运动体位改变而随尿排出。

适度的运动,可增强身体素质,提高免疫功能,使肾病患者不易发生感冒,减少肾病的诱发因素。慢性肾病患者伴有自主神经功能紊乱而出现失眠症,通过适度的运动,可以改善睡眠,延缓肾衰竭,但要防止运动过度。急性肾炎发作期,应注意休息,切忌剧烈运动,保证肾病早日康复。

有益于肾脏的运动,如打太极拳,对腰脊部活动及其伴随的呼吸调节可增强肾功能,促进肾脏的血液循环和水液调节,增强消化和吸收功能,加快新陈代谢,使后天之精得以补充。太极拳对于健康人群具有保健强身的功效,对于肾功能障碍的患者也是一种有益于身心健康的体疗方法。

❸ 起居养生可促进肾脏健康 ❸

良好的生活方式,是保证肾脏健康的基本条件。许多肾脏疾病的发生与起居失调有关,如工作压力导致的精神紧张、吸烟酗酒饮食无度、伏案久坐运动不足、夜间繁忙作息无时,使机体生物钟紊乱,神经内分泌功能失调,血管舒缩功能失常,免疫力下降,从而增加肾脏负担,给肾脏疾病的发生提供了条件。

起居养生,关键是注意科学的生活方式。如按时作息,保证肾脏能够充分休息;提倡午休,减轻肾脏疲劳;合理膳食,保证肾脏有足够的营养;劳逸结合,使内环境稳定。春天气候寒暖多变,人体皮肤汗孔开合调节功能变化较大,易外感风寒,发生呼吸道感染,部分人群易引发肾炎,故应注意防寒保暖,随气温变化增减衣物;夏季天气炎热,出汗过多,体液不足,应及时补充水分,保证体内有足够的水液,加快体内代谢废物的排泄,注意防暑,避免体内散热不力,加重肾脏负担。秋季气候干燥、早晚温差大,宜进食水果防燥,增强肾的分泌功能。冬季寒冷,体力消耗相对减少,宜适度锻炼,适当接受阳光,促进体内钙代谢,促进肾脏健康。

肾病患者由于生理功能下降与适应外环境能力差,或肾病不愈缠身,不良的外环境变化会对其身心健康产生不良影响,故肾病患者更应当注意起居有时、劳逸结合,防止肾病复发,促进肾病康复,延缓肾衰竭。急性肾炎发作期间,为控制病情发展,必须卧床休息,以保证肾的血液供应。肾炎康复期,根据体质状况,可以适当进行体力活动,锻炼身体,对全身组织代谢和心脑功能都有促进作用,从而保证肾脏健康。保证每天大便通畅,及时清除体内代谢产物,可延缓肾脏衰退。

❦肾毒性药物损害肾脏❧

现实生活中,人们往往对肾脏的概念和肾的保养缺乏足够的认识。如出现多尿、性功能障碍、头晕腰酸等症状,大都认为是"肾虚"而忽视检查,随便服用补肾药,结果往往越补越糟糕。同时,许多肾脏疾病的存在具有隐匿性,如慢性肾炎,临床上常常不表现出明显症状,当出现水肿、贫血、高血压症状时,提示肾功能已受到严重的损害。高血压、糖尿病、高尿酸血症、前列腺增生、尿路梗阻等人群,由于健康观念不强,最终导致肾功能损害。以上情况不仅对人体健康有很大影响,而且可以直接影响人的寿命。当人的血肌酐升高超过正常值时,肾小球滤过率已下降到正常值的 70%。重视肾功能检查,如尿常规检查,许多肾病可以及早发现;肾脏超声,对肾肿瘤、肾结核、肾结石的及时发现和早期治疗具有重要作用;血肌酐、尿酸、尿素氮、胱抑素 C 等检查,是判断肾功能的重要指标。

大部分药物都经过肾脏排泄。药物既有治疗疾病的作用,也有一定的不良反应,可导致肾损害。中药治病,自古以来,分为上、中、下三品。上品能补养、无毒,可长服、久服;中品能治病补虚,无毒或有小毒,可斟酌使用;下品专主大病,多有毒,不可多服、久服。现代中药研究发现,木通、防己、细辛、雷公藤等有肾毒性。某些抗生素如头孢菌素(头孢噻吩钠、头孢噻啶)、氨基糖苷类、磺胺类、两性霉素 B、新霉素、万古霉素,解热镇痛抗炎药如吲哚美辛、阿司匹林、布洛芬等,以及抗肿瘤化疗药等都能造成肾损害。所以,选择药物应当以安全为先,尽可能选择对肾脏无毒、无不良反应的药物。当肾脏有病变时,用药更应小心谨慎,禁止使用对肾脏有损害的药物,以免加重病情。

❧ 中医辨证调治肾病 ❧

肾性水肿

肾性水肿分为肾病性水肿和肾炎性水肿。其特点:眼睑或全身性水肿,清晨较严重,呈凹陷性水肿。肾病性水肿与长期大量蛋白尿导致的血浆胶体渗透压下降有关;肾炎性水肿与肾小球滤过率下降(但肾小管重吸收功能基本正常)造成水钠潴留有关。中医学认为,水肿病位在脾、肺、肾,与三焦气化有关,可按阳水、阴水辨证论治。

(1)风水相搏

表现:眼睑、四肢及全身水肿,来势迅速,按之凹陷易复,伴恶寒发热、咽痛咳嗽、四肢酸痛、小便不利。舌红苔白,脉浮滑。

方用:越婢加术汤加减。

药用:麻黄、石膏、白术、桑白皮、黄芩、茯苓皮、泽泻、车前子。

(2)湿毒浸淫

表现:眼睑及全身水肿,皮肤发亮,恶风发热,疮痍溃烂,小便不利。舌红苔黄,脉浮数或滑数。

方用:五味消毒饮合麻黄连翘赤小豆汤加减。

药用:麻黄、连翘、杏仁、赤小豆、桑白皮、金银花、蒲公英、紫花地丁、野菊花、紫背天葵、茯苓皮。

(3)水湿浸渍

表现:全身水肿,按之没指,起病缓慢,下肢尤甚,胸闷纳呆、泛恶,身体困重,小便短少。苔白腻,脉沉缓。

方用:五皮饮合胃苓散加减。

药用:桑白皮、茯苓皮、大腹皮、生姜皮、陈皮、苍术、白术、厚朴、泽泻、猪苓、桂枝。

(4)湿热壅盛

表现:全身水肿,皮紧发亮,胸脘痞闷,烦热口渴,小便短赤,大便干结。舌黄腻,脉濡数。

方用:疏凿饮子加减。

药用:商陆、槟榔、大腹皮、羌活、防风、茯苓、秦皮、泽泻、赤小豆、生姜皮、大黄。

(5)脾阳虚

表现:腰以下水肿,按之凹陷不易复起,身疲肢凉,面色萎黄,脘腹胀闷,纳呆便溏,小便短少。苔白腻,脉沉缓。

方用:实脾饮加减。

药用:制附子、茯苓、白术、泽泻、木瓜、木香、大腹皮、草果仁、厚朴、干姜、车前子。

(6)肾阳虚

表现:全身水肿,腰以下尤甚,按之凹陷不复,腰酸冷痛,形寒肢凉,身疲乏力,面色灰滞,心悸喘促,胸闷腹胀满。舌淡胖苔白,脉沉细。

方用:济生肾气丸加减。

药用:附子、桂枝、巴戟天、淫羊藿、泽泻、茯苓、白术、车前子、牛膝。

(7)瘀水互结

表现:四肢或全身水肿,下肢尤甚,水肿延久不退,皮肤瘀斑,腰刺痛或伴血尿。舌紫暗苔白,脉沉细涩。

方用:桃红四物汤合五苓散加减。

药用:桃仁、红花、桂枝、当归、赤芍、川芎、茯苓、泽泻、车前子、益母草。

淋证

淋证指以小便频数短涩,淋漓刺痛,小腹拘急引痛为主症的病证。常见为急慢性泌尿道感染、前列腺炎、泌尿系结石、乳糜尿、肿瘤、尿道综合征等。中医辨证为湿热蕴结下焦,肾与膀胱气化不利,有虚实之分。

(1)热淋

表现:小便频数短涩,溺色黄赤,烧热刺痛,腰腹拘急胀痛拒按,或伴恶心呕吐,寒热口苦,便秘。苔黄腻,脉滑数。

方用:八正散加减。

药用:萹蓄、车前子、大黄、滑石、瞿麦、栀子、蒲公英、金银花、紫花地丁。

（2）石淋

表现：尿夹沙石或带血，排尿涩痛、中断，腰腹拘急绞痛难忍。舌红，脉数。

方用：石韦散加减。

药用：石韦、滑石、金钱草、海金沙、川牛膝、瞿麦、车前子、通草、萹蓄、冬葵子。

（3）血淋

表现：溺涩刺痛，色红或夹血块，腰腹剧痛。舌红苔黄，脉滑数。

方用：小蓟饮子加减。

药用：大蓟、小蓟、滑石、蒲黄、生地黄、栀子、淡竹叶、白茅根、旱莲草。

（4）气淋

表现：郁怒尿涩，淋漓不尽，少腹胀痛。苔薄白，脉弦。

方用：沉香散加减。

药用：沉香、乌药、香附、石韦、滑石、冬葵子、王不留行、车前子、当归、郁金、柴胡、枳壳。

（5）膏淋

表现：尿浊乳白或如米泔水，排尿阻塞不畅、涩痛，或带血块、口干。舌红苔黄腻，脉濡数。

方用：萆薢分清饮加减。

药用：萆薢、石菖蒲、茯苓、车前子、泽泻、黄柏、白术、莲子心。

（6）劳淋

表现：小便淋漓不尽，时作时止，遇劳即发，病程绵绵，神疲乏力，腰膝酸软。舌淡，脉细弱。

方用：无比山药丸加减。

药用：山药、肉苁蓉、熟地黄、山茱萸、菟丝子、泽泻、芡实、黄芪、党参、莲子、煅牡蛎、五味子。

癃闭

癃闭指以小便短少,排尿困难,甚者小便闭塞不通为主的病证。小便不畅,点滴短少,病势较缓者为癃;小便闭塞,点滴不通,病势较急者为闭。常见神经性尿闭、前列腺增生、肾功能不全、泌尿系结石、肿瘤、尿道狭窄、脊髓炎等,与膀胱气化失调有关,治疗有虚实之分。

(1)膀胱湿热

表现:小便点滴不尽,短赤灼热,小腹胀满,口苦口黏。舌红苔黄腻,脉数。

方用:八正散加减。

药用:萹蓄、大黄、车前子、滑石、瞿麦、栀子、黄柏、茯苓、泽泻。

(2)肺热壅盛

表现:小便点滴不尽,咽痛咳嗽,呼吸急促,口干欲饮。舌红苔薄黄,脉数。

方用:清肺饮加减。

药用:黄芩、桑白皮、栀子、麦冬、茯苓、车前子、鱼腥草、天花粉、地骨皮、芦根、泽泻。

(3)肝郁气滞

表现:小便不畅,多烦善怒,情绪抑郁,胁腹胀满。舌红苔薄黄,脉弦。

方用:沉香散加减。

药用:沉香、青皮、柴胡、郁金、乌药、当归、王不留行、石韦、冬葵子、车前子、泽泻。

(4)浊瘀阻塞

表现:小便点滴不尽,阻塞不通或尿细如线,小腹胀痛。舌紫暗,脉涩。

方用:代抵当汤加减或桃仁承气汤加减。

药用:桃仁、当归尾、生地黄、大黄、芒硝、穿山甲(代)、桂枝、车前子、川牛膝。

(5)脾气不升

表现:小便量少不畅,无力排出,小腹坠胀,神疲乏力,纳呆气短。舌淡苔薄白,脉细。

方用：补中益气汤加减。

药用：黄芪、党参、白术、柴胡、升麻、当归、车前子、泽泻、茯苓。

(6)肾阳衰惫

表现：小便点滴不爽，排尿乏力，面色㿠白，形寒肢凉，腰膝酸软发冷无力。舌淡胖苔薄白，脉沉细弱。

方用：济生肾气丸加减。

药用：附子、桂子、茯苓、泽泻、车前子、山药、山茱萸。

❀ 中药辨证养肾 ❀

中药调理养肾是要在明确诊断的前提下，根据不同的体质差异和人体的阴阳虚实特点辨证用药，才能取得良好效果。

(1)肾气虚

表现：面色㿠白，气短乏力，腰膝酸软，眩晕耳鸣，健忘遗精，尿频余沥或失禁，女子带下稀白。舌淡胖苔薄白，脉细弱。

药用：党参、当归、熟地黄、怀山药、山茱萸、枸杞子、杜仲、白术、芡实、黄芪。

(2)肾阳虚

表现：腰膝酸软，眩晕耳鸣，健忘遗精，尿频余沥或失禁，女子带下稀白，畏寒肢凉，肢体水肿，阳痿，五更泻。舌淡胖嫩、脉沉细。

药用：肉桂、制附子、补骨脂、山茱萸、茯苓、泽泻、怀山药、怀牛膝、车前子。

(3)肾阴虚

表现：头晕耳鸣，形体羸瘦，失眠遗精，腰膝酸软，低热虚烦，男子精少，女子闭经。舌红少苔，脉细数。

药用：熟地黄、山茱萸、牡丹皮、泽泻、茯苓、怀山药、何首乌、枸杞子。

(4)肾虚火旺

表现：腰膝酸软，眩晕耳鸣，健忘遗精，女子带下稀白，五心烦热、虚烦不寐,颧红唇赤,口干咽燥,尿赤便秘,早泄。

药用:知母、黄柏、生地黄、牡丹皮、泽泻、山茱萸、龟甲、玄参、麦冬。

(5)肾不纳气

表现:少气不足以息,动则喘甚汗出,小便失禁,心悸胸闷。舌淡,脉虚。

药用:人参、核桃、蛤蚧、山茱萸、沉香、麦冬、五味子。

(6)肾虚水泛

表现:全身水肿,咳嗽气喘,痰多清稀,小便短少,形寒肢凉,眩晕心悸。舌淡苔白,脉沉滑。

药用:制附子、干姜、桂枝、细辛、茯苓、白芍、白术、车前子、猪苓、泽泻。

·⁶ 肾脏常用穴位 ³·

养肾常用穴位的选择是基于"肾开窍于耳""腰为肾之腑""肾藏精""脑为髓海"等中医理论。穴位有增强肾功能、抵抗衰老、保护元气、畅通血脉的作用。

百会

百会穴属督脉穴。

定位:位于人体的头顶正中,两耳角直上连线中点(图2-1)。

功效主治:百会为百脉交会之穴,有疏通经络、提升督脉阳气的功效,治疗头晕目眩、失眠焦虑等。

操作:用中指指尖顺时针方向和逆时针方向按摩2～3分钟。

听宫

听宫属手太阳小肠经。

定位:位于耳屏前,下颌骨髁突的后方,张口时呈凹陷处(图7-20)。

功效主治:本穴可宣窍聪耳,治疗耳鸣耳聋、目眩头晕、牙痛、三叉神经痛等。

操作:双手中指指腹按揉两侧听宫穴穴位,由上而下按摩,每次按摩2分钟。

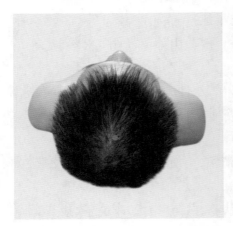

图 2-1　百会

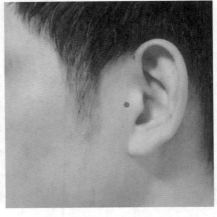

图 7-20　听宫

肾俞

肾俞属足太阳膀胱经。

定位:位于第 2 腰椎棘突旁开 1.5 寸处,与腹部脐齐平(图 2-7)。

功效主治:肾俞有温肾壮阳、固精培元功效,治疗遗精遗尿、阳痿早泄、月经不调、腰背酸痛、头晕耳鸣、小便不利等。

操作:用双手叉腰,用拇指指尖揉按本穴 2 ～ 3 分钟,力度均匀,以感觉酸胀为度。

命门

命门属督脉穴。

定位:位于腰部后正中线,第 2 腰椎棘突下凹陷中(图 7-21)。

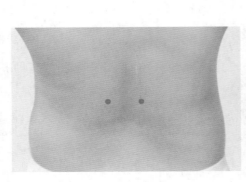

图 2-7　肾俞

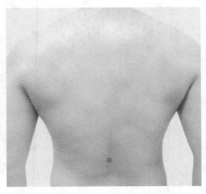

图 7-21　命门

功效主治：本穴为人体的生命之本，有培本固元、温肾舒筋、疏导真气的作用，治疗头晕耳鸣、虚损腰痛、遗精遗尿、尿频泄泻、阳痿早泄等。

操作：用拇指指尖点按 2 分钟，以有酸胀感觉为宜。

足三里

足三里穴属足阳明胃经。

定位：位于小腿前外侧，犊鼻下 3 寸处，胫骨前缘一横指处（图 2-10）。

功效主治：本穴可生发胃气，治疗胃痛呕吐、腹胀肠鸣、泄泻便秘、下肢痿痹。

操作：用拇指点按穴位，由轻至重，连续均匀按压 3 分钟，以有酸胀感觉为宜。

阴陵泉

阴陵泉属足太阴脾经。

定位：位于小腿内侧，胫骨内侧下缘凹陷中（图 7-22）。

功效主治：阴陵泉有健脾除湿之功，治疗腹胀腹泻、遗精遗尿、痛经与膝痛等。

操作：用拇指推揉本穴 2 ～ 3 分钟，力度以有酸麻感觉为宜。

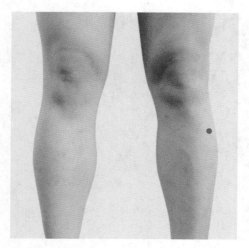

图 2-10　足三里

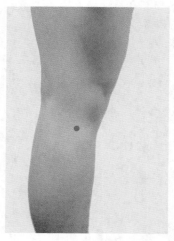

图 7-22　阴陵泉

三阴交

三阴交穴为足太阴脾经、足少阴肾经、足厥阴肝经三经相交穴位，属足太阴脾经。

定位:位于小腿内侧,踝关节上3寸处,胫骨内侧缘后方(图7-17)。

功效主治:本穴可调节肝、脾、肾三经气血,培补肝肾,延缓衰老,增强肝、脾、肾功能,治疗腹痛腹胀、泄泻便溏、月经不调、崩漏带下、遗精阳痿、遗尿足痿、失眠等。

操作:用拇指均匀点按2～3分钟,力度由轻渐重,以感觉酸胀为宜。

志室

志室属足太阳膀胱经。

定位:位于第2腰椎棘突下,旁开3寸处(图6-14)。

功效主治:志室为肾精所藏之处,有补肾益气功效,治疗遗精阳痿、小便不利、月经不调、腰脊强痛。

操作:用双手手掌摩擦本穴3分钟,力度由轻至重,以有温热感为度。

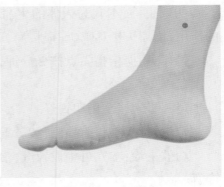

图7-17 三阴交

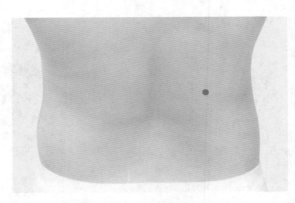

图6-14 志室

涌泉

涌泉属足少阴肾经。

定位:位于足前部凹陷处第2、3趾趾缝纹头端与足跟连线的前1/3处(图2-5)。

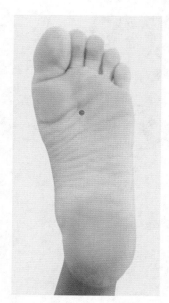

图 2-5 涌泉

功效主治：本穴有健肾养脑、增强智力的作用，治疗头晕眼花、耳聋耳鸣、腰腿酸软、性功能减退、小便不利等。

操作：用拇指按揉 3 分钟，以足心有发热感为度。

第八章

养生关键辨体质

　　认识人体体质的差异性，为养生防病、辨证治疗提供了科学依据。培育良好的身体素质，可提高生命活力，促进健康，防范疾病，延缓衰老。

·❧ 古人体质辨识智慧 ❧·

在古希腊,有医学家把人的气质分为四型:将性情急躁、动作迅猛者定义为胆汁质;将性情活跃、动作灵敏者定义为多血质;将性情沉静、动作迟缓者定义为黏液质;将性情脆弱、动作迟钝者定义为抑郁质。著名科学家巴甫洛夫,依据神经过程的强度、平衡性、灵活性,把人的体质分为兴奋型、灵活型、安定型、抑制型。

中医经典医籍《黄帝内经》系统地阐述了人的体质与生理、病理、养生、防病、辨证、治疗的关系。《灵枢·寿夭刚柔》指出:"人之生也,有刚有柔,有弱有强,有短有长,有阴有阳。"《黄帝内经》还提出了体质的分类法,如根据人的体型、性格特征、对季节的适应能力等将体质分为木、火、土、金、水五大类型,各类型再比类于古代乐谱,分为角、徵、宫、商、羽五小型,共二十五型;或以人体阴阳盛衰划分,分为太阴之人、少阴之人、太阳之人、少阳之人、阴阳和平之人五类;或将人体形态分为肥人、瘦人、肥瘦适中人三型,肥胖之人又分为膏型、脂型、肉型;还有按形志苦乐、禀性勇怯的不同分类。继《黄帝内经》之后,对于体质的研究,一直成为中医学的热点。汉代张仲景从外感热病和内伤杂病与体质的差异提出"酒客""尊荣人"。唐代孙思邈认为:"凡人秉形,气有中适,有躁静,各各不同,气脉潮动,亦各随其性韵。"朱丹溪《格致余论》云:"而况肥人多湿,瘦人多火;白者肺气虚,黑者肾气不足。形色即殊,脏腑亦异,外证虽同,治法迥别也。"朱氏认为不同体质治疗方法具有差别。清代叶天士《外感温热篇》云:"湿邪害人最广,如面色白者,须要顾其阳气,……面色苍者,须要顾其津液,……在阳旺之躯,胃湿恒多,在阴盛之体,脾湿亦不少,然其化热则一。"根据体质类型确立治疗大法。吴德汉《医理辑要·锦囊觉后篇》云:"要知易风为病者,表气素虚;易寒为病者,阳气素弱;易热为病者,阴气素衰;易伤食者,脾胃必亏;易劳伤者,中气必损。"从体质的致病倾向特点,为临床医疗提供了重要的理论根据。

❧ 体质的形成与多种因素相关 ❧

体质的形成是先天遗传因素和后天机体内外环境等多种复杂因素综合作用的结果。

先天遗传因素

体质的形成是人类个体在生命过程中由先天遗传因素所决定的,与父母的精、神、气、血密切相关,涉及父母的素质。如父母体质强壮,子代也强壮;父母孱弱,子代也孱弱;父母音容笑貌、性格脾气、疾病遗传与子代都有相关;近亲结婚的父母对后代影响严重,易导致畸形胎或严重体质缺陷、痴愚、体弱多病等;父母在最佳生育年龄结婚,精力旺盛,子体多强壮;母体受孕怀胎,妊娠期情绪、饮食、气候、起居、劳逸等方面的调养将息,对子代都有影响。先天因素是人体体质形成的重要基础,决定了体质形态结构、生理功能和心理活动方面综合性的相对稳定性和个体体质的特异性。

地理环境因素

生活在不同地理环境条件下,由于受不同水土性质、气候类型、生活条件的影响,从而不同地区人的形成了不同的体质。北方人形体健壮,腠理致密。南方人体形瘦弱,腠理疏松。滨海临湖之人,多湿多痰。居处寒冷潮湿之人,易成阴盛或湿盛体质。徐大椿(号洄溪)《医学源流论》云:"人禀天地之气以生,故其气体随地不同。西北之人气深而厚,……东南之人,气浮而薄。"现代环境地质学研究认为,在地质历史的发展过程中,逐渐形成了地壳表面元素分布的不均一性,这种不均一性在一定程度上影响着世界各地区人类的发育,形成了人类明显的地区性差异。

精神因素

情志和调,体质强壮。情志失调,易成偏颇体质,如气郁化火,易成阳热体质或阴虚体质。情志抑郁,气滞不畅,易成血瘀体质。国外精神病专家维兰特曾指出:"人精神遭受痛苦,就意味着身体健康遭到至少长达五年的损害。"《素问·疏五过论》曰:"暴乐暴苦,始乐后苦,皆伤精气,精气竭绝,形体毁沮。暴怒伤阴,暴喜伤阳,厥气上行,满脉去形。"说明强烈的精神刺激可直接损伤人体精气,导致体质的改变。《淮南子·精神训》曰:"人大怒破阴,大喜坠阳,大忧内崩,大怖生狂。"说明精神创伤可引起机体阴阳气血失调,成为影响体质的因素。

生活方式

后天的调养是否得当,可导致体质的强弱发生变化和体质类型的改变。适度劳作,经常锻炼,则筋骨强壮、气血调和、脏腑功能旺盛。过度劳作,则损伤筋骨、消耗气血,易成虚性体质。过度安逸,则气血不畅、筋肉松弛、脾胃功能减退,易成痰瘀体质。劳逸结合,能消除疲劳,增强脏腑功能,使气血、经络运行通畅,故能保持良好体质。饮食不足,是导致体质虚弱的因素之一;经常进食寒冷食物、活动减少是导致阳虚体质的原因;饮食过度肥腻、缺乏运动可发展成为痰湿质;进食辛热之品容易发生郁热质;过食醇酒佳酿,易成湿热质;饮食无度,易成形盛气虚质。合理科学的饮食习惯是增强体质的重要因素;注意锻炼身体、适当劳动是促进健康和防范疾病的基本条件。健康体质的形成与良好的生活方式有关。

性别与年龄

男性多禀阳刚之气,脏腑功能较强,体魄健壮,性格外向、粗犷,心胸开阔;以肾为先天,以精气为本,多用气,故气常不足,多伤精耗气;对病邪较为敏感,易患病,病较重。女性多禀阴柔之气,脏腑功能较弱,体形小巧,性格内向、细腻,多愁善感;以肝为先天,以血为本,多用血,故血常不足,多伤血。《灵枢·五音五味》曰:"今妇人之生,有余于气,不足于血,以其数脱血也,冲任之脉,不荣口唇,故须不生焉。"女性在经、带、胎、产等生理周期易感受病邪。人体的结构、功能和代谢随着年龄的增长而发生改变。俗话说"一岁年纪,一岁人",就是这个道理。

小儿时期,脏腑娇嫩,筋骨未坚,形气未充,易虚易实,易寒易热。《灵枢·逆顺肥瘦》曰:"婴儿者,其肉脆,血少气弱。"清代吴鞠通认为小儿为"稚阴稚阳"之体,"小儿稚阳未充,稚阴未长者也"。青壮年时期,精气血津液充盛,脏腑功能强盛,体质较稳定。《灵枢·营卫生会》曰:"壮者之气血盛,其肌肉滑,气道通,营卫之行不失其常,故昼精而夜瞑。"

老年人阶段,脏腑功能生理性衰退,阴阳失调、代谢减缓、气血郁滞,所以容易发病。《灵枢·营卫生会》又曰:"老者之气血衰,其肌肉枯,气道涩,五脏之气相搏,其营气衰少,而卫气内伐,故昼不精,夜不瞑。"这是由年龄因素决定的体质特点。

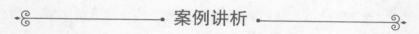

气虚体质养生调理

◆ 案例讲析 ◆

【案1】

骆某,女,24 岁,湖南人,2010 年 6 月 25 日就诊。病史:垂体瘤手术后 2 年,口渴、多尿、疲乏、失眠、厌食、月经紊乱、性功能下降。当地医院生化检查正常,应用调节自主神经紊乱和安眠药治疗,未见效果而来厦门就医。检查:面色㿠白,形态疲倦,神经系统检查正常,血压 80/60mmHg,心律齐,舌淡,脉细。辨质调理:补中益气汤加酸枣仁、山楂。7 剂,水煎服。用药后症状改善。后用补中益气汤加五子汤 7 剂,上述不适症状明显缓解。

按:本案患者为神经内分泌失调,属于中医学"中气不足"范畴,方用补中益气加安神之剂,以补肾养脑,顽疾自消。

【案2】

李某,女,60 岁,2007 年就诊。患者因乏力、口干、消瘦在医院检查,空腹血糖 15mmol/L,餐后 2 小时血糖 18mmol/L,糖化血红蛋白 10.0%。被诊为糖尿病。应用胰岛素治疗后,血糖及糖化血红蛋白基本正常。但患者头晕耳鸣、视物模糊、腹胀、恶心呕吐、心悸、全身酸痛、四肢无力、睡眠障碍、大便不通不能缓解,不能自理,心情极度痛苦,要求中药调理。刻诊:血压 90/60mmHg,心律不齐,100 次/min,面色无华、视物不清、上腹压痛、下肢肌张力下降,舌淡胖,脉沉数无力。诊断:2 型糖尿病,视网膜病变,周围神经病变,胃肠功能紊乱。中医辨证:中气不足,阴虚火旺。

在西医应用降糖治疗的同时,予补中益气汤合知柏地黄丸加减。经中药调理2个月,患者病情慢慢好转,诸症状消失,生活能自理。随访至今,身体正常。

按:患者为由糖尿病引起的系列并发症,与糖尿病所致的机体功能下降有关,给临床治疗带来困惑。中医以益气养肾辨证论治,增强了体质,与降糖治疗相辅相成,体现了中西医结合的治疗优势,为糖尿病的治疗提供了经验。

体质表现

神倦乏力、气短懒言、面色㿠白、自汗或多汗、食少便溏。舌淡苔白,脉虚弱。

养生原则

健脾益气。

养生方法

情绪调节:情绪开朗,心态平衡,遇事不能急躁,以促进元气恢复。

饮食调养:多进食五谷杂粮,如小米、黄米、大麦、糯米、山药、大枣、莲子,以益气健脾。

运动调摄:适当活动,经常散步或慢跑,练八段锦或打太极拳,以增强体质。

起居生活:应有规律地作息生活,避免"开夜车",保证睡眠时间,每天适当午休,注意劳逸结合,防止疲劳过度和过于休闲,使人体气机正常运行。

中药调理:常用方剂如玉屏散、四君子汤、参苓白术散、补肺汤、黄芪生脉饮、肾气丸、补中益气汤等。常用中药如黄芪、人参、党参、茯苓、白术等。

❧阳虚体质养生调理❧

• 案例讲析 •

【案1】

陈某,男,45岁,2013年就诊。病史:不寐3年,入睡困难,多梦早醒,头晕疲乏,畏寒怕冷,心慌自汗,腰酸腿软,性功能下降,精神病院诊断为焦虑症,应用抗焦虑药物治疗,症状改善不明显。检查:患者神志清楚,面色淡白,血压100/70mmHg,心律齐。舌淡苔白,脉沉细无力。

辨质调理:方用金匮肾气丸加生脉饮。用药7剂,水煎服。正常入睡,多梦消失。上方加酸枣仁、远志、合欢皮、首乌藤,续服7剂,病情稳定。

按:本案睡眠障碍与阳虚质有关,故用金匮肾气丸鼓舞肾阳气,补命门之火,引火归元,辅以生脉饮益气养阴,使长期不寐治疗获得良好疗效。

【案2】

张某,男,70岁,2011年3月10日就诊。病史:患高血压5年,头晕眼花,平素畏寒怕冷、疲乏自汗、活动气喘、大便溏泻、腰膝酸痛,冬天症状加剧。应用降压药治疗,仍血压不稳,忽高忽低,头晕不适,不能耐受治疗,要求中医调理。检查:血压180/100mmHg,面色淡白,心律齐。舌淡胖、脉沉无力。

辨质调理:用金匮肾气丸加四君子汤。用药7剂,水煎服,血压130/80mmHg,心律齐,症状改善。

按:本案高血压与阳虚质有关,故用金匮肾气丸鼓舞肾阳气,补命门之火,引火归元,再辅以四君子汤健脾益气,使难治性高血压治疗获得良好疗效。

体质表现

面色淡白、形寒肢凉、喜温喜按、疲乏自汗、四肢倦怠、小便清长、大便溏泻。舌淡胖,脉沉无力。

养生原则

补阳祛寒。

养生方法

精神调节:调整情绪低下,避免善悲多愁、忧悲惊恐,调和喜怒,消除不良情绪,增强自信。

饮食调养:常用补阳食品如羊肉、牛肉、韭菜、牡蛎、坚果等。

运动调摄:加强体育活动,经常进行散步、跑步或登山活动,可促进血液循环,有利于阳气增长。

起居生活:注意防寒保暖,根据气候随时增减衣着,避免劳而过度、大汗淋漓而损伤阳气。

中药调理:常用方剂如桂枝加附子汤、理中汤、金匮肾气丸等。常用中药如蛤蚧、巴戟天、淫羊藿、补骨脂、菟丝子、续断、杜仲等。

❊ 血虚体质养生调理 ❊

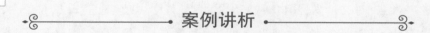

● 案例讲析 ●

王某,女,2014年2月15日就诊。病史:月经过多5年,头晕眼花、心悸失眠、手足发麻、睡眠不佳。检查:面色萎黄无华,唇色淡白。心肺检查正常。血常规检查:白细胞 2.5×10^9/L,红细胞 3.0×10^{12}/L,血红蛋白6g/L。妇科子宫、附件检查正常。舌质淡、脉细无力。

辨质调理:选用八珍汤合二至丸加减,经1个月调理,症状消失,血常规检查正常。

按:患者由于常年月经过多、血液流失导致贫血,与血虚体质有关。予补血益气,增强了体质,故症状改善。

体质表现

面色萎黄无华,唇色淡白,头晕眼花,心悸失眠,手足发麻,月经量少色淡。舌质淡,脉细无力。

养生原则

补血养血。

养生方法

精神调节:多参加文娱活动,欣赏音乐,调整情绪,振作精神,改善失眠,增强体质。

饮食调养:常用补血食品如桑椹、荔枝、桂圆、大枣、黑木耳、西红柿、胡萝卜、羊肉、牛肝、羊肝等。

运动调摄:适度活动,促进机体活力,适宜散步、做保健操、练八段锦、打太极拳。

起居生活:劳逸结合,避免用心过度、过劳伤体、损耗阴血。

中药调理:常用方剂如四物汤、归脾汤、当归补血汤、八珍汤、十全大补汤、人参养荣汤等。常用中药如何首乌、熟地黄、黄精、川芎、白芍、当归等。

❧ 阴虚体质养生调理 ❧

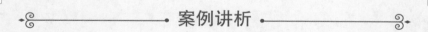

● 案例讲析 ●

【案1】

李某,男,50岁,2014年3月5日就诊。病史:多饮尿频,口干口苦,体重减轻,大便秘结,少寐多梦,手足心热1年。检查:形体消瘦,血压、心律正常。空腹血糖10mmol/L,餐后2小时血糖18mmol/L,糖化血红蛋白9.0%,尿酸650μmol/L,胆固醇8mmol/L,甘油三酯3.6mmol/L。脉细数,舌红少苔。

辨质调理:予知柏地黄丸加黄连、葛根、荷叶、山楂等。连续食用1个月,血糖、血脂、尿酸检查正常。

按:患者患有糖尿病、高脂血症、高尿酸血症,表现为阴虚火旺证,用知柏地黄丸养阴清热,辅清热消食之品,使体内代谢产物在短期内得到消除,生化检查恢复正常。

【案2】

郭某,女,57岁,2010年5月就诊。患者停经3个月,口苦口干,消瘦,潮热多汗,皮下出血2周。检查:白细胞 $8.12×10^9$/L,网织红细胞 $0.076×10^{12}$/L,单核细胞 $0.71×10^9$/L,血小板计数 $4×10^9$/L,血小板压积0.002%,空腹血糖14mmol/L,餐后2小时血糖18mmol/L,糖化血红蛋白8.0%。舌苔薄黄,脉细弦。诊断:2型糖尿病,血小板减少性紫癜。中医辨证:阴虚火旺,血热妄行。治疗原则:清热泻火,益气养血。方用:黄连阿胶栀子汤合二至丸、圣愈汤加石膏,治疗1周。

二诊:症状改善,皮下出血消失,舌少苔,脉沉细。血小板计数 $10×10^9$/L,空腹血糖6mmol/L,餐后2小时血糖8.4mmol/L,糖化血红蛋白6.0%。续予知柏地黄汤合圣愈汤加减。治疗1个月,症状明显改善,病情稳定,血常规复查正常。

按:本案与更年期内分泌紊乱导致糖尿病、血小板生成障碍有关,应用降糖治疗有碍于抑制骨髓的血小板形成,激素治疗血小板减少势必加重糖尿病,治疗上相互矛盾,为难之中,开启中医消渴病之阴虚火旺论治,予清热泻火、益气养血、滋阴补肾之品,得以有效治疗。

体质表现

面色潮红,形体消瘦,口干咽燥,手足心热,少寐多梦,便秘尿黄,耐寒怕热,女性月经量少色暗。脉细数,舌红少苔。

养生原则

补阴清热。

养生方法

精神调摄:注意调摄情志,宽以待人,减少恼怒,使精神内守、神明安宁。避免情绪急躁、心烦易怒而导致不寐、阴虚火旺。

饮食调养：避免肥腻燥烈之品，选择清淡养阴食品，如芝麻、蜂蜜、乳制品、萝卜、梨子、甘蔗、枇杷、银耳、燕窝、甲鱼等清淡食物。

运动调摄：适度活动，避免过度过激运动而导致大汗淋漓、损伤阴液。宜选择太极拳、八段锦等活动。

起居生活：夏季注意避暑；居室宜安静、通风，避免秋天气候干燥，燥气伤阴；注意劳逸结合、节制性欲，防止伤精耗阴而加重阴虚火旺。

中药调理：常用方剂如百合固金汤、天王补心丸、生脉饮、六味地黄丸、一贯煎等。常用中药如沙参、女贞子、山茱萸、旱莲子、麦冬、玉竹、天花粉等。

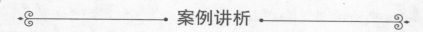

气郁体质养生调理

案例讲析

许某，30岁，2012年5月10日就诊。病史：患者由于工作压力，失眠心悸，口苦口干，头晕乏力，胸脘胀满，便秘腹泻交替，食纳不佳，月经紊乱，痛经，到医院就诊。经专科系统检查，生化检查，胃镜、肠镜、脑CT检查，均未见异常。患者接受专科多种药物治疗两个多月症状未能减轻，要求中医调理。检查：患者面色苍暗、情绪激动，血压110/70mmHg，心肺听诊正常，腹部平软，肝脾未触及。舌红苔白，脉弦。辨质调理：予龙胆泻肝汤加减，服用5剂，症状缓解。继用丹栀逍遥丸加减7剂，症状消失。

按：本案因用脑过度而导致自主神经功能紊乱，消化和吸收功能下降，月经周期改变。患者属于中医气郁质，故治宜清泻肝火，疏肝解郁安神，多系统症状消失。

体质表现

面色苍暗、急躁易怒、易于激动,忧郁寡欢、胸胁胀痛、时欲太息,月经紊乱、痛经。舌淡红、苔白,脉弦。

养生原则

疏肝解郁。

养生方法

调摄情志:多参加社会活动、集体文娱活动;常看喜剧,勿看悲剧、苦剧;多听轻快、开朗、激动的音乐;多读积极鼓励、富有乐趣的书籍;培养开朗、豁达的情趣,知足常乐,保持心态平衡。

饮食营养:避免油腻、煎炸食物,多进食行气食物,如佛手、香橼、橙子、橘子、荞麦、大蒜等。

运动调摄:多参加体育锻炼及旅游活动,沐浴阳光,活动身体,促进气血运行。多练八段锦、打太极拳、做保健操,可导郁行滞。

起居生活:按时作息,保证睡眠时间,着衣宜宽松、忌紧缩,避免气滞内郁,多参加劳动,促进气机运行。

中药调理:常用方剂如越鞠丸、丹栀逍遥丸、柴胡疏肝散等。常用中药如柴胡、香附、乌药、川楝子、小茴香、青皮、郁金等。

❧ 痰湿体质养生调理 ❧

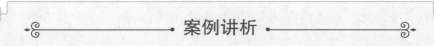

• 案例讲析 •

【案1】

张某,男,75 岁,2013 年 11 月 12 日就诊。病史:患者胃溃疡术后1 年,形体消瘦、头重如裹、身体沉重,下肢困倦,体重由原来的 55kg 降至现在的 50kg。食欲、睡眠及大、小便正常。检查:消瘦体态,心肺听诊正常,腹部平软。生化检查、肿瘤标志物指标、甲状腺功能检查均正常,胸部 X 线检查,肝、胆、脾、肾超声检查未发现异常,胃肠镜检查正常。舌苔厚腻,脉滑。辨质调理:予二陈汤加藿香、佩兰。用药3周,症状改善,体重明显增加。

按:本案属于年老体衰,消化、吸收功能下降。以肢体困着,舌苔白腻为表现,中医辨质为痰湿质。脾为后天之本、生化之源,取用二陈汤健脾化湿,身体恢复正常。

【案例2】

吴某,男,35岁,2013年6月15日就诊。病史:头晕头痛,踇趾关节疼痛,肥胖6个月。检查:形体肥胖,体重90kg,腰围35cm。血压170/100mmHg,空腹血糖11mmol/L,餐后2小时血糖16mmol/L,糖化血红蛋白9.0%,尿酸650μmol/L,胆固醇7mmol/L,甘油三酯4.0mmol/L。超声检查:脂肪肝,肾结石。舌体胖,苔黄腻,脉滑。辨质调理:予茵陈蒿汤加柴胡、黄连、知母、黄柏、荷叶、泽泻等。调理半年,结合运动、饮食等调整,生化检查指标恢复正常,体重减至70kg。

按:患者属于代谢综合征,由生活方式不当引发,以疏肝化湿调理,体内代谢产物清除,逐步恢复正常。

体质表现

形体肥胖,身重如裹,神倦懒动,口中黏腻,嗜睡或便溏。脉濡而滑,舌体胖,苔滑腻。

养生原则

健脾化湿。

养生方法

调摄情志:注意情绪调整,保持乐观开朗、心情舒畅、积极向上的心态,有利于解除痰湿,增强体质。

饮食调理:限制饮酒,少食肥甘厚味,防止饮食过饱。多进食健脾利湿、化痰祛痰的食物,如紫菜、白萝卜、荸荠、洋葱、白果、扁豆、薏苡仁、赤小豆、蚕豆、包菜等。

运动调摄:长期坚持运动锻炼,减轻肥胖,消除体困身重。进行散步、慢跑、游泳、球类、八段锦、五禽戏、舞蹈等活动。运动量宜循序渐进,逐渐增加,可消除体内过剩脂质。

起居生活:宜居通风朝阳居室,忌居住在潮湿环境里。防止阴雨季节湿邪的侵袭。

中药调理:常用方剂如二陈汤、香砂六君子汤、保和丸、五苓散等。常用中药如薏苡仁、茯苓、山药、白术、莲子等。

❧ 血瘀体质养生调理 ❧

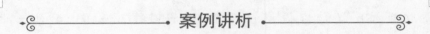

• 案例讲析 •

王某,女,40 岁,2012 年 12 月 9 日就诊。病史:全身疼痛 1 年,胸闷嗳气,四肢麻木怕冷,月经色暗、夹血块,行经乳房胀痛、腹部疼痛。检查:形体消瘦,面色晦滞,口唇色暗,眼周暗黑,血压、心肺检查正常。舌紫暗、瘀点,脉细涩。辨质调理:予血府逐瘀汤加桂枝、附子,调理 2 周,症状减轻,痛经消失。

按:患者寒瘀内阻,气滞不通,予温经、活血、行滞之品,症状明显改善。

体质表现

面色晦滞,口唇色暗,眼周暗黑,肌肤甲错,易出血,舌紫暗或有瘀点,脉细涩或结代。

养生原则

活血化瘀。

养生方法

精神调养:培养乐观的情绪,促进气血和畅、营卫流通,改善血瘀体质。避免苦闷忧郁而加重血瘀倾向。

运动锻炼：经常参加运动锻炼，可选择舞蹈、跑步、太极拳、八段锦等运动方式，增加全身各部位的活动，提高心血管功能，促进气血运行。还可进行穴位按摩。

饮食调理：常用活血祛瘀食品，如桃仁、黑大豆、赤小豆、山楂等。可少量饮酒，促进血液循环。多吃醋，软化血管，降低血脂。

起居生活：注意正常作息，劳逸结合，避免居室潮湿而加重瘀血。

中药调养：常用方剂如当归四逆汤、苓桂术甘汤、血府逐瘀汤、膈下逐瘀汤、桃红四物汤等。常用中药如地黄、丹参、川芎、当归、赤芍、益母草、泽兰等。

❧ 阳盛体质养生调理 ❧

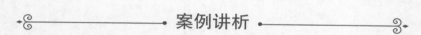

❧ 案例讲析 ❧

【案1】

陈某，男，50岁，2013年5月10日就诊。病史：头晕头痛1年，口苦口干，喜冷饮，小便短赤，大便秘结，不寐，心悸。检查：形体粗壮，面赤眼红，脾气急躁。血压180/90mmHg，心率100次/min。舌红，苔薄黄，脉洪大。辨质调理：予龙胆泻肝汤加野菊花、夏枯草、天麻、钩藤、珍珠母等调理1个月，同时应用降压药治疗。症状缓解，睡眠、大便正常，血压120/80mmHg，心率80次/min，停用降压药，改用知柏地黄丸调理2周，身体恢复正常。

按：患者属于阳盛体质高血压，予泻肝潜阳与补肾泻火法调理纠正体质，血压平稳恢复正常。

【案2】

杨某，女，45岁，2016年10月20日就诊。病史：全身皮疹1个月，应用激素、抗过敏药，症状反反复复，皮疹不能消除。午后潮热，月经少、夹血块。检查：面色潮红，体质壮实，语声亢进，全身皮疹块状。生化检查正常,未查出过敏原。舌红,脉洪大。辨质调理:用白虎汤加白鲜皮、苦参、土茯苓,7剂,皮疹逐渐消退。

按:本案属于阳盛体质,用清热潜阳法调整体内阴阳平衡,顽固皮疹得以治愈。

体质特点

形体壮实,面赤时烦,声高气粗,喜凉怕热,口干口渴,喜冷饮,小便短赤,大便秘结。舌红,苔薄黄,脉洪大。

养生原则

滋阴潜阳。

养生方法

精神调节:加强道德修养,培养良好的性格。控制意识,避免恼怒、情感冲动和过激行为。

运动调摄:积极参加体育活动,调整大脑紧张度。根据运动爱好选择游泳、跑步、太极拳、八段锦、球类等运动项目。

饮食调养:多进食蔬菜水果,如西瓜、香蕉、梨子、西红柿、苦瓜、莲藕、冬瓜。常饮茶,如苦丁茶、菊花茶。戒酒戒烟。忌辛辣燥烈食物,如辣椒、姜、葱等。少食用油腻、高蛋白食物,如牛肉、狗肉、鸡肉、鹿肉等。

起居生活:服饰宜色淡,忌大红颜色。夏天注意避暑,居室通风。

中药调理:常用方剂如知柏地黄丸、龙胆泻肝汤、丹栀逍遥散等。常用中药如菊花、龙胆、夏枯草、黄芩、栀子等。

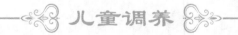

儿童调养

儿童是世界的未来、祖国的花朵。儿童时期要树立健康的思想意识、良好的心理素质,培养刚毅、正直、纯朴、坚定的意志和聪慧敏捷的思维能力,高尚的道德情操,从德、智、体等方面均衡发展,长大后才能成为有用之人。

❧ 新生儿期是迈进人生旅途的开始 ❧

从胎儿娩出至 28 天为新生儿期。新生儿出生时身长平均 50cm,头围 34cm,体重 2.5 ~ 4kg。出生后 3 ~ 4 天生理性体重下降,7 ~ 10 天恢复出生时体重,以后每周增重 300 ~ 400g。新生儿大部分时间在睡眠,每昼夜需要 16 ~ 18 小时。对声音有反应,轻轻拍手掌可使全身活动减少或哭声停止。有不规则、不协调的四肢舞动,握紧拳,若把东西放在手里能不自觉地握住。视力能注视眼前 15 ~ 20cm 远的较大物体。

这一时期小儿脱离母体开始独立生活,内外环境发生巨大变化,其生理调节和适应能力不够成熟,是新生儿离开子宫开始适应外环境的过程。出生时保暖非常重要,新生儿居室应朝阳,避免与宫内温度相差甚大,正常室温应保持在 25 ~ 28℃。新生儿居室环境,温度和湿度需要随气候变化进行调节,冬季室温应保持在 20 ~ 22℃,湿度以 55% 为宜。夏季应避免室温过高,宜保持在 28℃左右,湿度以 60% 为宜,要经常开门窗换气,保持通风。人生存于大自然,空气是生存的基本要素,在新生儿娩出后应迅速清除口腔黏液,保证呼吸道通畅。同时,要注意观察婴儿体温、呼吸、心率等重要生命体征。

新生儿期是迈进人生旅途的开始,生理上要适应新的外界环境,以自主呼吸大自然新鲜空气,调整循环系统、消化系统摄取营养、泌尿系统等维持生命健康。这一时期,体重增长迅速,母乳是婴儿的最佳食物,频繁吸吮可促进乳汁分泌,也有助于胎便排出,促使黄疸消退。提倡母婴同房、母乳喂养,强调正确的哺乳方法以维持良好的乳汁分泌。出生后 15 天开始,每日保证摄入维生素 D 400 ~ 500U,以满足新生儿成长需要。刚出生的婴儿皮肤娇嫩,应注意保持皮肤清洁卫生,每日温水洗澡。被服应选择柔软、吸水、宽松、透气、颜色浅淡的棉织品,勤换洗尿布,避免擦伤皮肤。新生儿期大脑皮质常处于抑制状态,兴奋性低,反应性差,需要加强父母与新生儿的情绪沟通,通过说话、抚摸、摇抱等方式,增进父母与新生儿的感情。

❧ 婴儿期是人生成长发育的重要阶段 ❧

从出生至 1 周岁为婴儿期。这一阶段生长发育旺盛,是个体身心发展的第一个加速时期。在这个阶段,婴儿不仅身体迅速长大,体重迅速增加,而且脑和神经系统也迅速发展。心理上受外界环境刺激的影响发生巨大变化。他们从单纯母乳喂养过渡到学会人类独特的饮食方式。从躺卧状态、不能自由行动发展到能够随意运用自己的双手去接触、摆弄物体和用两腿站立,学习独立行走。从完全不懂语言、不会说话过渡到能运用语言进行最简单的交流等。这一切标志着婴儿从一个自然的、生物的个体向社会的实体迈出了第一步。他们在遗传生物性的基础上形成社会化的人性——社会性,逐渐适应人类的社会生活。

婴儿期随着大脑迅速发育,脑神经细胞数目增加,对热量、蛋白质及其他营养素的需求也逐渐增加,应保证充足、均衡、合理的营养,特别是优质蛋白的支持,以防止早期营养不良对婴儿大脑的生长产生严重影响。但婴儿脏腑娇嫩,形气未充,抗病能力较低,消化器官发育还不十分健全,脾胃吸收功能较差,容易发生消化功能紊乱和营养不良。

提倡母乳喂养,如人工喂养需选择配方奶粉,要保证充足多样化的营养。之后应逐渐引入其他食物,为适应断奶、自身独立生活做好准备。坚持户外活动,接受阳光、空气,感受和适应大自然,进行被动体操,促进体格成长。婴儿玩具要带有声、光、色,以增强其感知发育。注意婴儿的发育情况,避免缺铁性贫血、佝偻病、营养不良、发育异常等。同时,按计划免疫程序完成基础免疫项目。

❧ 幼儿期是社会心理迅速发育时期 ❧

1～3 周岁为幼儿期。新生儿出生时脑重量约为 370g,1 周岁脑重量接近成人脑重量的 60%,2 周岁脑重量约为出生时的 3 倍,约占成人脑重量的 75%,3 周岁脑重量已接近成人脑重量。人的大脑蕴藏的细胞总数为100 亿个左右,其中 70%～80% 是 3 岁以前形成的。在这一时期主要形成言语、音感和记忆细胞,大脑的各种特征也日趋完善。

　　幼儿期是社会心理迅速发育时期,孩子的特殊才能开始表现,个性、品质开始形成。这个时期孩子的感知觉能力和自我意识开始发展,对周围环境产生好奇、乐于模仿;语言、动作及思维活动发展迅速,生理功能趋向完善,对外环境逐渐适应;学会了随意地独自行走,准确地用手玩弄或操纵物体,学会简单的游戏,完成学习和自我服务等活动;语言迅速发展,能够自由地运用语言与他人交流,使得个体能够更好地适应社会生活,在心理上产生了新的质变。

❧ 幼儿期科学生活是健康发育的重要保证 ❧

　　(1)幼儿年龄小,需要成人的细心照料与呵护,从"自我维持生存"的意义上,他们似乎还是无能力的,但并不意味着他们在心理发育方面是消极被动的,是完全受制于环境的,因此,不要限制他们活动或过分地保护他们,必须有合理、科学、健康的生活安排,促进其心理获得良好的发展,充分凸显其个体的积极性和主动性。

　　(2)由于幼儿已具备一定的生活能力,对感知能力和自我意识充满感情,对周围环境产生浓厚兴趣和好奇心,喜欢探究,善于模仿操作。所以,应有意识地让幼儿参加适合幼儿期发展特点的活动,让他们做力所能及的事情,自己解决生活或游戏中遇到的简单问题,促进他们独立性、意志力的发展。

　　(3)注意与幼儿的感情交流,充分利用机会引导幼儿说话,通过语言对话,促进其语言的发展。用音乐游戏、故事聊天,有计划地增长幼儿的知识,认识周围环境中的事物和现象,激发他们的求知欲望,发展他们的观察力、注意力和思维能力,促进其智力、语言、运动能力的发展。

　　(4)鼓励幼儿自己进食的行为。幼儿自主性增加,喜欢自己进食,如果家长坚持喂孩子会引起拒食。幼儿对周围环境有极大兴趣,由于过度的情绪会导致食欲减低,18个月左右可能出现生理性厌食,明显表现出对食物缺乏兴趣和偏食。应在就餐前15分钟,让幼儿做好心理和生理上的就餐准备,以免由于幼儿兴奋或疲劳影响食欲。食物的种类和制作方法需经常变换,以增进幼儿食欲。食物量:宜先放少量食物,吃完后再添加,使孩子吃完后有成就感,不会感到受家长强迫。

(5)幼儿期由乳食转变为普通饮食,要保证充足的营养供给,均衡饮食让幼儿从多种食物中摄取更多的营养,以满足幼儿期生长发育的需要。此期乳牙逐渐出齐,但咀嚼功能仍差,脾胃功能较薄弱,食物宜细、软、烂、碎,易于消化。饮食多用蒸、炖、煮、氽、焖等以水为传热介质的烹调方法,少用煎、烤、炸等以油为介质的烹调方法。咸、甜搭配,以少食甜食为佳。膳食品种要多样化,各种营养素的需求量应当有一定的比例,摄入量应选定在合理范围内。荤素搭配,粗粮与细粮搭配,每日以 4 餐为宜,以谷类为主食,同时进食牛奶、鱼、肉、蛋、豆制品、蔬菜、水果等多种食物。培养小儿形成良好的饮食习惯,按时专注进餐,定量进食,不挑食,不偏食,不吃零食。

(6)重视幼儿期卫生保健,逐步培养幼儿的独立生活能力。安排规律生活,使幼儿养成良好的生活习惯和健康的生活方式,促进其心理健康发育。如按时睡眠,注意断奶后的合理喂养,定时进食,自己控制大小便,做到"饭前便后要洗手",学会沐浴,参加游戏和户外活动等。幼儿期应开始口腔保健,3 岁后能在父母的监督下自己刷牙。避免喝着牛奶或果汁入睡,否则会对牙齿造成极大危害。幼儿期味觉的发育逐步完善,减少进食甜食,避免发生龋齿。

(7)注意幼儿的生活安全。幼儿好奇好动,但识别危险的能力差,缺乏自我保护意识,极易发生意外伤害。注意防止花生米、桂圆核等异物误入气管,以免窒息。防止烫伤、触电、外伤、中毒等意外事故的发生。避免幼儿接触不安全玩具和物品,如弹球、剪刀、小棍、药品等。注意观察儿童体温、精神状态、皮肤面色、饮食与大小便情况,以防疾病发生。

❧ 幼童期是启蒙教育的开端 ❧

幼童期指 3～6 周岁这一时期,为学龄前期。这一时期幼童体格迅速生长,神经、精神、智力发育迅速。独立生活意识增强,是性格形成的关键时期。

由于接触外界事物日益广泛,幼童的感知能力和自我意识得到发展,对新鲜事物倍感兴趣,对周围环境产生好奇,理解能力和模仿能力增强,语言概念逐渐丰富,是社会心理发育最迅速时期。

这一时期处于学龄前期的教育阶段,幼童大脑的兴奋性增强,情感具有易感性、冲动性的特点,应重视与幼童的语言沟通,引导其了解社会生活道德规范和与人交往的礼节。培养幼童独立自主的生活能力,讲卫生、讲礼貌、爱集体、爱劳动的道德品质。扩大知识面,促进智力发育。养成良好的学习习惯,促进想象力和思维能力的提高,为培养良好的心理素质打下基础。通过游戏和形象教育,培养他们的想象力。

对幼童的想法、做法和接受指导的行为应予以鼓励,不能置之不理,对他们的提问,要耐心解说,不能简单搪塞指责,否则会阻碍其积极思维的开发。对幼童的一些缺点和过失,要耐心地告诉他们错在哪里,为什么错,让其明白事理,愉快地接受指导。如果横加指责,甚至殴打,就会损伤其积极性,心理便会受到挫伤,出现敢怒不敢言、精神萎靡等情况。

幼童饮食逐渐过渡到成人饮食,活动范围日益扩大,智力发育极快,应保证充足营养,增强抗病能力和健康发育。加强体格锻炼,通过体育活动和游戏增强体质。定期进行体格检查,预防各种疾病,防止烫伤、外伤、异物吸入、中毒等意外情况发生。

儿童期是获取知识的重要时期

儿童期指 6～12 周岁,为学龄期。这一时期,生活规律发生较大变化,是发育成长的重要阶段,也是获取知识的重要时期,要为儿童提供良好的学习条件,培养其主动学习的热情,加强素质教育。

《女学篇·襁褓教育》指出:"为师者,须不恶而严,循循善诱。"家长和老师要言传身教,以良好的言行举止引导儿童,培养和造就儿童成为品德优良、道德高尚、遵守纪律、团结友爱、自强自重的一代新人。背诵一些中国优秀的文集作品,如《道德经》《千字文》、唐诗、宋词等。此时,不必担心孩子不理解,这有益于锻炼儿童的记忆力和语言表达能力。这时记住的内容会受益终身。

养成不吸烟、不喝酒、不随地吐痰,懂礼貌、爱读书、爱劳动的良好生活习惯。

注意儿童思想行为变化,防止情绪过度紧张,避免精神行为障碍的发生。保护眼睛,避免长时间看电脑、看电视和看手机而过度用眼,配合眼保健操或穴位按摩等,防止屈光不正和近视眼的发生。

注意口腔卫生,养成餐后漱口、早晚刷牙、睡前不进食的习惯。养成端正的坐、立、行姿势,防止脊柱变形。

这一时期体重增长加快,更换乳牙,第一、二磨牙长出,心肺功能已能适应日益增加的体育活动,消化功能进一步健全,大脑皮质功能发育更加完善,已能适应学校和社会环境。

注意饮食平衡,避免营养不良和过度营养,积极参加体育锻炼,培养毅力和意志力,增强体质和抗病能力,防止传染性疾病、免疫性疾病、代谢性疾病的发生。

·ξ 良好的生活方式是儿童健康成长的重要基础 ζ·

现代医学认为,幼儿期机体各器官的形态发育和生理功能都不成熟和不完善。中医学认为,幼童"脏腑娇嫩,形气未充"。在体格生长、智力发育、活动能力增强,活动范围扩大的同时,也易于发病。中医提倡"治未病",同时,强调"欲得小儿安,三分饥和寒",避免饮食和保暖过度,以增强体质,防止疾病发生。

防止食伤致病。《万氏家藏育婴秘诀·鞠养以慎其疾》说:"小儿无知,见物即爱,岂能节之?节之者父母也。父母不知,纵其所欲,如甜腻粑饼、瓜果生冷之类,无不与之,任其无度,以致生疾。虽曰爱之,其实害之。"家长应掌握儿童饮食节律,避免频繁进餐和夜间进食,少食冷、硬食品。

防止滥用营养补品。人参有类激素样作用,影响儿童生长激素的分泌,导致发育迟缓,长大后成"小老头"。鹿茸含有激素和微量活性物质,影响儿童正常的生理代谢,可导致食欲下降、性早熟。过量使用维生素 D,超出生理摄取量,会导致食欲下降甚至中毒。

❧儿童常见疾病健康指导❧

感冒

感冒常由受凉或淋雨所致,表现为鼻塞、流涕、喷嚏、咽痛、头痛、乏力等。呼吸道免疫功能下降,可导致细菌、病毒感染,常以扁桃腺炎、急性支气管炎、肺炎发病,可引发病毒性脑炎、病毒性心肌炎、急性肾炎。

健康指导如下:加强运动锻炼,增强体质;注意气候变化随时增减衣服,防止受凉。室内要保持清洁卫生、干燥通风;及时饮水,经常用温水洗澡;早期出现感冒症状,可用菊花生姜茶、"小儿感冒冲剂"等;体温过高要防止惊厥发生,可用冰袋物理降温,中成药"小儿至宝丸""猴枣散""羚羊角粉"有防止小儿惊厥作用;呼吸道感染时可服用中成药"抗病毒冲剂""双黄连口服液"等,根据病情使用抗生素治疗。

腹泻

腹泻表现为急性和慢性腹泻。急性腹泻多由饮食不洁、细菌、病毒感染等病因引起,慢性腹泻多为消化功能紊乱所致。腹泻主要表现为大便次数增多,出现溏稀便、水样便、黏液便。急性严重腹泻可出现脱水、酸中毒、电解质紊乱(如低钾或低镁等),严重时可危及生命。慢性腹泻常伴有食欲不佳,消化和吸收功能下降,中医称之为"疳积"或"脾胃虚弱证",可影响宝宝生长发育。

健康指导如下:注意让孩子勤洗手,餐具消毒,避免苍蝇污染食品。夏天食物容易变质,细菌繁殖,要保证食物新鲜。轻症腹泻,口服米汤、糖盐水等;重症应禁食 8 ～ 24 小时,并静脉补液;急性感染性腹泻,应根据病情使用抗生素;慢性腹泻属于肠道功能紊乱,可用健脾中药调理,或应用"保和丸""参苓白术散"等中成药,具有良好效果。

中暑

中暑表现为肤色发红,触摸皮肤能感觉到干燥发热,烦躁不安,出现哭闹、倦怠、腹泻等。

健康指导如下:控制室温,有效调节室内温度,保持四周环境通风,温度适宜;注意防晒,避免在炎热的户外长时间晒太阳;发病后要及时将孩子移到通风阴凉处,可给予"藿香正气水"口服。

过敏性鼻炎

过敏性鼻炎与机体素质对环境的反应有关。主要表现为鼻痒、打喷嚏、流鼻涕,遇冷空气或尘埃、异味气体反应加剧。

健康指导如下:加强运动,锻炼身体,促进全身血液循环,提高呼吸道免疫功能;经常冷水洗脸,可提高头面部对外部环境的适应性,增强抗病能力。

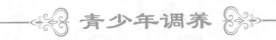

青少年时期是决定人一生发育水平的关键时期。养成良好的生活习惯,加强体格锻炼,合理饮食,培养良好的体质,完善健康心理,促进智力发育,预防各种疾病发生,保证青少年健康成长,成为国家的栋梁之材。

青少年是早晨八九点钟的太阳

青少年是指 12 ～ 24 岁这一阶段,统称"青春期"。青春期又分为青春发育期(12 ～ 18 岁)和青年期(18 ～ 24 岁)。此阶段处于儿童时期之后、成人之前,是少年与青年相重合的阶段。该年龄段大部分处于学生读书时期,是增长知识,为未来发展奠定基础的重要阶段。

青少年是祖国的花朵、国家未来的希望,承担着建设国家和振兴民族的历史重任。青春期是人体发育最旺盛的阶段,是身体、心理和智力发育的关键时期,是人生重要的转变期,包含着许多生物学现象和生理变化,在生长发育过程中具有特定的规律并受到社会因素的影响,是人类生命的特殊阶段。

在生理方面,脑垂体释放的生长激素增加,身高、体重随之迅速增长;骨骼、肌肉迅速增长,骨骼的钙化也同时在进行;韧带发育加强,但关节结构仍然柔软,神经系统具有不稳定性,会出现动作不协调。因此,养成正确的坐姿,有利于骨关节的健康发育。这一阶段血管发育落后于心脏,血压水平有暂时偏高倾向,故适度运动和养成热爱劳动的习惯,加强体格锻炼,增强体魄,有助于心血管作用的充分发挥。随着大脑皮质功能和结构的发育及性激素的分泌,这一时期青少年的心理行为也会发生许多变化,记忆力增加,思维敏捷,思想活跃,充满幻想,追求异性,感情易激动,具有个体独立化倾向。

青少年时期是掌握文化知识和技能的最好时期,早年用脑智力可提高 50%,延缓脑细胞老化,但要防止用脑过度而损伤脑细胞。青年期身体各方面的发育与功能都达到更加完善和成熟的程度。青少年时期要重视心身发育的优势与缺陷,注意自我生理卫生养生,为健康成长打下坚实的基础。

青少年的健康是一件关系到国家和民族盛衰的大事,因为他们是社会进步与发展的重要支柱力量。

❧ 青少年的心理健康需要引导 ❧

青少年处于心理上的"断奶期",表现为半幼稚、半成熟以及独立性与依赖性相互交错,具有较大的可塑性。青少年具有热情奔放、积极进取的特点,对周围的事物有一定的观察分析和判断能力,与外界的接触亦日益增多,想独立的愿望日益强烈。但青少年的认知水平还不成熟,处于"染于苍则苍,染于黄则黄"阶段,有时情绪波动较大,不易持久,容易冲动,缺乏自制力,看问题偏激,好高骛远,不能明辨是非,缺乏社会经验,极易受外界环境的影响。因此,青少年接受引导与教育很重要。

青少年要通过不断学习,来增长科学知识,加强自我道德的培养、思想的进步和修养的提高;要积极参加社会活动,虚心学习,提高明辨是非的能力,慎重择友,避免与坏人接触,遇事冷静,有自知之明,言行适度,明确自己在不同场合所处的位置,善于角色变换,学会不同的处事方法;尊老爱幼,文明礼貌,正确处理人与人之间的关系,培养良好的性情与习惯以及健康的心理素质;同时,根据个人的兴趣与爱好树立远大的理想及正确的世界观和人生观。

❧ 青少年男性的生理卫生特点 ❧

青春期机体精气充实,气血调和,男性生殖器官发育逐渐成熟。如《素问·上古天真论》曰:"二八肾气盛,天癸至,精气溢泻,阴阳和,故能有子。"青春期男性由于睾丸分泌雄激素增加,在十一二岁时外观及体形上出现第二性征,外阴部长出短而细的阴毛。十三四岁时开始长出腋毛,脸上也开始长胡须,额部的发际线逐步后移,形成特殊的男性发型。十二岁左右,颈部喉结开始突出,说话声音变大变粗,这个时期称为变声期。男性第二性征的发育使一个调皮可爱的"小淘气",变成了身材魁梧、肌肉发达、声音低沉洪亮的"男子汉"。

❧ 青少年女性的生理卫生特点 ❧

《素问·上古天真论》曰:"二七而天癸至,任脉通,太冲脉盛,月事以时下,故有子。"它所指的是女性青春期生殖发育情况。女性月经初潮标志着青春期开始,多出现在 13 ～ 15 岁,早在 11 ～ 12 岁,迟至 17 ～ 18 岁。月经周期一般为 28 ～ 30 天,正常月经持续时间为 2 ～ 7 天。月经以血液为主要成分,还含有子宫内膜碎片、宫颈黏液、脱落的阴道上皮细胞等。正常月经量为 30 ～ 50ml,超过 80ml 为月经过多。子宫内膜的周期性变化由卵巢功能的周期性决定。月经过多会出现贫血现象,必须重视治疗。

青春期女性第二性征体征表现为乳房隆起,臀部突出,阴毛、腋毛出现,皮肤变得细腻光滑柔软,体态丰满,显示了女性的婀娜多姿。青少年时期性意识开始萌发,已具有生育能力,但又处于性朦胧状态。要正确理解正常的性生理变化和性病的预防知识,注意经期卫生保健,注意两性关系中的行为规范,破除性神秘感,解除性成熟造成的好奇、困惑、羞涩、焦虑、紧张心理。正确区别和重视友谊、恋爱、婚育的关系,避免早恋,把主要精力放在学习上。

❧ 合理的饮食习惯可保证青春期正常发育 ❧

青少年生长发育迅速，代谢旺盛，学习紧张，活动量大，尤其处于成长高峰期，每日营养素和能量消耗比开始发育前要增加得多，对营养的需求增多，合理的营养对青少年健康成长及学习十分重要。

青少年饮食要求多样化，按营养学要求，青少年一日的膳食应该有主食、副食，有荤有素。主食方面，除米饭之外，可搭配面食，如面条、馒头、包子。在主食中可掺加玉米、小米、荞麦、高粱米等杂粮。早餐应安排吃面点、牛奶或豆浆。青少年每天必需的各类食物搭配：粮食 300～500g（男高中生要绝对保证每天有 500g 主食），肉、禽类 100～200g，豆制品 50～100g，蛋 50～100g，蔬菜 350～500g。还应多吃水果、坚果类食物和海带、紫菜海产品，香菇、木耳等菌藻类食物。青少年需要较多钙，通过进食蛋、牛奶、鱼、虾皮等来补充骨骼生长发育所需。一日三餐应该符合生理功能需求和实际需要，早餐要选择热能高的食物，以足够的热能保证上午的活动。午餐食物要有丰富的蛋白质和脂肪，既要补充上午的能量消耗，又要为下午的消耗储备能量。晚餐以五谷类和清淡的蔬菜为宜，不宜食用过多的蛋白质和脂肪，以免引起消化不良，影响睡眠。

青年女性要防止因减肥而过度节食，避免营养不良。青年男性不可自恃体强而暴饮暴食，饥饱寒热无度。对于先天不足、体质较弱者，更应注意发育时期的饮食调摄，培补后天以补其先天不足。

❧ 养成良好的生活习惯是青少年健康的基础 ❧

青少年不应自恃体壮，精力旺盛而过劳，而应该根据具体情况科学地安排作息时间，做到"起居有时，不妄作劳"。既要专心致志地工作、学习，又要有适当的户外活动和正当的娱乐休闲，保证充足的睡眠。如此方能保证精力充沛，提高学习和工作效率，有利于身心健康。

读书、写字、站立时应保持正确姿势，以促进身体发育，预防疾病的发生。要养成良好的卫生习惯，注意口腔卫生。变声期要特别注意保护好嗓子,避免沾染吸烟、酗酒等恶习而影响身心健康。青少年的衣着宜宽松、朴素、大方。青年女性不可束胸紧腰,以免影响乳房发育和肾功能。青年男性不要穿紧身裤,以免影响睾丸正常的生理功能,引起不育症或遗精,禁止手淫。

持之以恒的体育锻炼,是促进青少年生长发育、提高身体素质的关键因素。要注意身体的全面锻炼,选择项目时,兼顾力量、速度、耐力、灵敏度等各项素质的发展。重点应放在耐力素质的培养上,力量的锻炼项目有短跑,耐力的锻炼项目有长跑、游泳等,灵敏的锻炼项目有跳远、跳高、球类运动(尤其是乒乓球)。体育运动关系到整体素质的发展,如游泳,既可锻炼耐力,又可锻炼速度和力量,是青少年最适宜的运动项目。青少年参加体育锻炼,要根据自己的体质强弱和健康状况来安排锻炼时间、内容和强度,注意循序渐进。一般一天锻炼 1 ～ 2 次,可安排在清晨和晚饭前 1 小时,每次 1 小时左右。锻炼前要做准备活动,要讲究运动卫生,注意运动安全。

青少年常见疾病防范

近视

近视表现为眼只能看近而远视不清,与遗传和环境有关。由于社会与家庭的压力,竞争意识的增强,紧张的学习使青少年的用眼疲劳现象增加。其主要原因是在光线暗弱的环境下看字迹很小的书,读写距离太近,阅读时间过长。平时要避免过度疲劳和长时间用眼。

可做改善视力的眼球运动:把右手食指伸直,垂直放在两眼下前方 15 ～ 25cm 处,两眼注视远方 10m 以外物体时,处于看远状态。之后两眼注视眼前手指,处于近反射状态,通过两眼交替看远方物体和近处手指,使两眼内外肌肉联合运动,可调整视力,缓解眼疲劳。

营养不良

青少年偏食、挑食,易造成营养不良,导致身体瘦弱,机体免疫力下降,抗病能力降低,容易患病。

缺铁性贫血:青少年出现缺铁性贫血,与生长发育快、铁的需要量增加有关,尤以女性表现突出。缺铁会影响细胞代谢过程和 DNA 的合成,大脑神经、心血管、骨骼、肌肉、免疫和消化功能也会受到影响,容易造成智能发育低下、免疫功能降低,诱发感染性疾病。常见面色苍白,注意力分散,容易疲劳,学习能力低下,行为异常,容易紧张,情绪不稳定,或突然发生眼花、头晕或恶心、心悸、呕吐,女性月经减少或颜色变浅等症状。

缺钙:钙是构成人体骨骼和牙齿的主要矿物质,并参与人体细胞代谢、神经介质的传递等。青少年处于生长发育的旺盛时期,机体对钙的需求量大。血液中钙和骨钙含量不足,会影响生长发育,常见头晕、目眩、腰酸腿痛、疲劳乏力等现象。

缺锌:锌是人体不可缺少的微量元素,人体锌缺乏,表现为生长发育迟缓,食欲欠佳,厌食,多汗及口腔黏膜溃疡。另外,缺锌对光线暗适应也有一定的影响,性成熟期则会影响性器官的发育。平时注意三餐饮食合理搭配,保证进食含高热量和富含多种维生素的食物,如谷类、淀粉类、豆类、蔬菜、水果等,相应搭配蛋、鱼、肉类等富含蛋白质的食物。

肥胖

肥胖与遗传基因和不健康的生活方式有关,常表现为饮食营养过度、缺乏体育锻炼。青少年肥胖应引起高度重视,避免代谢综合征的发生,保证青少年的健康成长。平时应注意饮食平衡,减少脂肪的摄入,多进食蔬菜与膳食纤维,控制总热量,增加运动锻炼,使体重控制在合适范围。

脑疲劳

由于社会与家庭的压力、人才竞争的加剧,超负荷的学习使青少年的疲劳现象尤其是脑疲劳现象增加。头昏脑涨、食欲欠佳、反应迟钝、记忆力下降、困倦欲睡、注意力分散等为脑疲劳现象的特征。尤其在考试前(特别是高考生)容易出现“考前综合征”,以焦虑、抑郁等心理问题为主要倾向。许多学生感到学习困难、记忆力下降、精力难以集中,有孤独、被误解、身心负荷过大等情绪,并伴有疲乏倦怠、视力下降、面部潮红、心悸、多汗、尿频、不思饮食、睡眠障碍、月经失调等躯体症状和易发感染性疾病倾向。避免脑疲劳和考前综合征,注重解决心理问题,加强体育锻炼,防止免疫力下降而导致感染性疾病的发生,合理安排饮食,保证脑细胞的能量供应。

❦ 女性调养 ❧

女性是社会的重要组成部分,女性健康对家庭乃至社会至关重要。其特殊生理特点使女性敏感细腻,平和的心理、平常的心态让女性焕发青春,保持生命活力。

❧ 女性一生不同阶段的生理特点 ❧

女性在不同的生长阶段具有不同的生理特征。其中,生殖变化最为显著,与其他系统息息相关。各系统相互影响,形成女性生殖系统特殊的生理特点。中医学对女性生理方面的认识内容丰富,如《素问·上古天真论》曰:"女子七岁肾气盛,齿更发长;二七而天癸至,任脉通,太冲脉盛,月事以时下,故有子;三七肾气平均,故真牙生而长极;四七筋骨坚,发长极,身体盛壮;五七阴阳脉衰,面始焦,发始堕;六七三阳脉衰于上,面皆焦,发始白;七七任脉虚,太冲脉衰少,天癸竭,地道不通,故形坏而无子也。"

❧ 月经来潮是女性具有生育能力的标志 ❧

月经从初潮到绝经,除妊娠期与哺乳期外,都是有规律地按期来潮。《素问·上古天真论》曰:"二七天癸至,任脉通,太冲脉盛,月事时以下,故有子"。,月经到来,标志着女子在发育阶段具有了生育能力。中医学认为,月经以血为本,与肾气、肝脾、心肺、经络等相互联系,关系密切。肾是先天之本,天癸之源。天癸是月经产生的重要物质和动力,自肾下达于冲任,促进月经来潮时冲任直接发挥生理功能。同时,督脉总督和调节阳经气血,带脉约束诸经,使经脉气血循行保持常度,维持胞宫正常生理功能,使月经来潮,女子具有了生育能力。

❦ 女性月经期健康养生与保健 ❧

月经期女性生活质量是不容忽视的健康课题。月经期间,阴道呈偏碱性,子宫内膜脱落,宫腔留有创面,宫颈口微微张开,女性局部保护屏障作用暂时遭到破坏,抵抗力下降,容易导致感染。

应重视局部清洁卫生。每晚可用温开水擦洗外阴,或淋浴。不宜盆浴、坐浴,以防止污水逆行进入宫腔内,进而导致生殖器官感染。不宜洗冷水澡,避免冷水刺激发生感冒、内分泌失调、闭经、痛经。卫生巾应选用透气性好的种类,最好经过高温消毒,内裤要勤洗勤换,避免感染。月经期不宜穿紧身内衣裤,以免导致盆、腹腔压力增高,局部血液循环障碍,经血流出不畅或经血逆流,发生经期腹痛、腰酸,甚至出现不孕症。同时,穿紧身内衣裤会增加会阴摩擦,造成会阴充血水肿和汗腺分泌受阻,给局部感染增加机会。故宜选择松紧适中、透气性好的棉质内裤。

月经来潮前 10 天,宜低盐、清淡、均衡饮食,进食易消化、富有营养食品,如豆类、鱼等高蛋白食品,多食绿叶蔬菜和水果,多饮水和摄入粗纤维食物,保持肠道通畅,减轻骨盆充血。月经来潮期间,应注意饮食营养,多食用面条、薏米粥、羊肉、牛奶、大枣、木耳、花生、核桃、芝麻及蔬菜和水果等。月经期经血流出,失血增多,容易导致缺铁性贫血,可适当摄入含铁食物,如动物血、动物肝、禽肉类、鱼类、黑木耳、菠菜、芝麻、大豆等。少喝浓茶和含气体饮料。因为茶中的鞣酸在肠道与食物中的铁结合,会发生沉淀,影响铁的吸收。含气饮料多含磷酸盐,与铁产生化学反应,影响食物中铁的吸收。月经期间,慎用冰品、瓜果等生冷食品,避免出现痛经、经血减少或突然停经。

月经期间应保持稳定的情绪和良好的心境,避免不良事件刺激。月经期间要充分休息,适度运动,劳逸结合,注意防寒保暖,避免淋雨、游泳、久坐潮湿阴冷之处和直对空调、电风扇。

避免腰部不适时捶打腰部。可用温水或中药(艾叶、乌药、桂枝各 30g)泡脚,增加血液循环,减轻或缓解痛经。

女性经期适量的体育运动对身体健康、月经正常者有益无害。运动促进腹肌、骨盆肌的舒缩与放松,有利于经血的顺利排出,可避免月经腹痛。合理选择运动项目,如体操、乒乓球、太极拳。应避免剧烈的运动(如赛跑、跳高、跳远、举重、哑铃等)而诱发痛经和月经失调。

·❀ 女性常见病中医药调理 ❀·

月经不调

月经周期或经量出现异常为"月经不调"。《脉经》曾提到一些特殊月经生理现象:并月、居经、避年、暗经、激经。月经定期两个月一潮为并月;三个月一潮为居经;月经一年一潮为避年;月经终生不潮而能受孕为暗经;受孕之初,按月行经,而无损于胎儿为激经。《妇科玉尺》指出:"经贵乎如期,若来时或前或后,或多或少,或月二、三至,或数月一至,皆为不调。"受年龄、体质、气候、生活环境影响,月经的周期、经期、经量会有所改变。

月经不调的时间、轻重、症状,要结合局部和全身情况,确定是属于正常生理功能,还是属于疾病范畴,不可概作常论,贻误调治良机。

中医将月经不调分为月经先期、月经后期、月经先后不定期、月经延长和月经过多、月经过少。月经先期常以血热、气虚辨证论治;月经后期多以血寒、血虚、气滞辨证论治;月经先后不定期多以肝郁、肾虚辨证论治;月经延长和月经过多常以气虚、血热辨证论治;月经过少多以血虚、肾虚、血瘀辨证论治。

痛经

痛经指女性行经或行经前、后腹痛及腰部疼痛,甚者剧痛难忍的病证,常伴呕吐、面色苍白、大汗淋漓、手足厥冷等。疼痛发生时间可于月经前1~2天开始,或月经第1~2天,或月经后发生,呈阵发性下腹部绞痛、胀痛,并放射到腰骶部及阴道、肛门,疼痛可持续数小时至1~2天,经血通畅后症状消失。严重者伴有晕厥、虚脱或胃肠道症状。

痛经健康养生:平时养成良好的生活习惯,按时起居,保证睡眠,注意情绪调摄、忌食生冷、加强运动锻炼,可避免痛经发生。

中医辨证实证多以气滞、寒瘀、湿热论治,虚证多以气血虚弱和肝肾不足论治。以调理冲任、气血为主,月经期行气和血止痛治其标,月经期后调气和血治其本,兼顾整体情况,审证求因,调肝、补肾、扶脾。经前调理,行经后治疗原发病。常用药有柴胡、当归、白芍、川芎、五灵脂、蒲黄、没药、枳壳等。

骨质疏松

骨质疏松是由多种原因引起的骨强度(骨密度、骨质量)受损的一种骨骼疾病,表现为骨松质萎缩、骨小梁数目减少、形态纤细、骨皮质变薄、骨髓腔扩大、骨质变脆。

骨质疏松预防比治疗更重要。加强户外阳光下运动锻炼,有利于活性维生素 D_3 的转换、形成和钙的吸收,促进人体新陈代谢,增加骨密度;增加含钙和维生素 D 食物的摄入,如虾皮、豆腐、牛奶等;合理补充植物雌激素,改善更年期症状,预防骨质疏松;干预危险因素,避免吸烟、酗酒及过多饮用咖啡、浓茶,宜低盐、低脂肪饮食,防治高脂血症等;防止激烈运动,处于上下公交车等不稳定体态时,应注意预防骨折。

骨质疏松属于中医学"骨痹""骨痿""痿证"的范畴,与肾精不足、气血虚弱、气血瘀阻有关。中医辨证以补肾填精、益气养血为主。研究资料显示,补肾中药可防治骨质疏松。如杜仲不但能有效防止骨吸收,而且能促进骨的形成;骨碎补能提高血钙血磷水平,激活成骨细胞,提高股骨头的骨密度,预防激素性骨质疏松;淫羊藿可抑制破骨细胞的活性,促进成骨细胞增加,抑制骨量丢失,提高股骨重量和基质表面密度,改善骨密度,拮抗骨质疏松;续断有促进骨细胞合成、改善骨疼痛的作用。

更年期综合征

更年期指女性从育龄期到老年期的过渡阶段,包括围绝经期前、后阶段,即绝经过渡期至最后一次月经后第一年。由于性激素减少,女性会出现一系列躯体及神经心理症状,表现为月经紊乱、月经周期不规则、持续时间长及月经量增加。雌激素下降相关症状:血管舒缩异常与体温调节机制改变,导致潮热出汗、疲乏症状,一般晚间比白天症状明显,出现睡眠障碍;精神神经改变出现情志异常。情绪波动大,容易感伤,焦虑,烦躁,记忆力减退;泌尿生殖疾病表现为盆底松弛、尿道缩短的尿失禁,易反复发作的膀胱炎;心血管疾病易发生动脉硬化、心肌缺血、心肌梗死、高血压脑卒中;骨质疏松容易发生骨折;皮肤方面可能出现更年期皮炎、皮肤瘙痒、水肿等。

更年期综合征是女性正常的生理过程,要正确面对现实,适当限制脂类、糖类食品摄入,增加蛋白质、维生素、钙的摄入,定期进行妇科体检和防癌体检,排除其他器质性病变。西医以对症治疗、激素替代治疗为主,补充钙、维生素 D、降钙素等。

更年期综合征属于中医学"经断前后诸症"范畴。中医学认为,诸症由肾气衰退、冲任亏少、天癸将绝、精血不足、气血失调、脏腑功能紊乱所致,应以补肾为本,调肝为标,化瘀相辅。研究资料显示,补肾中药能调节下丘脑 - 垂体 - 性腺轴,延缓性腺轴功能减退,调节神经、内分泌、免疫及循环系统,提高机体免疫力,使子宫雌激素受体含量增加,接近正常水平,提高雌激素与雌激素受体的亲和力,使更年期综合征患者的雌二醇水平明显提高。常用中药如淫羊藿、巴戟天、枸杞子、菟丝子,中成药如知柏地黄丸、逍遥丸等。

功能失调性子宫出血

女性功能失调性子宫出血与调节生殖的神经内分泌失调有关,分为无排卵型和有排卵型。

青春期功能失调性子宫出血患器质性病变概率较低,绝经过渡期的更年期女性器质性病变风险高。功能失调性子宫出血容易导致贫血,临床应与血小板减少、再生障碍性贫血、白血病相鉴别。绝经过渡期出血,首先应考虑器质性病变,如子宫肌瘤、子宫腺肌病、子宫内膜息肉、子宫内膜异位等。女性功能失调性子宫出血容易受外界环境影响,如精神紧张、剧烈运动、生活失调、重大事件等不良刺激,均会影响下丘脑 - 垂体 - 卵巢轴的功能调节,导致无规律或反复的子宫出血。

女性功能失调性子宫出血属于中医学"月经过多"范畴,与任冲经脉、气血、脾肾相关。月经过多病因不同,首先应明确疾病诊断,采取不同的治疗方法。青春期月经初潮后应增加营养,防止偏食;育龄期要劳逸结合,保证心情舒畅;更年期要加强活动,补充营养,避免疲劳过度。青春期调补肝肾以建立正常月经周期;育龄期调理气血以调整月经周期;更年期调补脾肾以使人体阴阳协调。

❧ 妇科肿瘤的防范 ❧

女性的生殖器官功能活跃,是妇科肿瘤的高发地带,但肿瘤疾病有良性和恶性之分,可发生在一生的任何时期,常见子宫和卵巢肿瘤。防范妇科肿瘤疾病发生是女性一生健康生活的重要课题。

正常月经是女性健康的重要标志,如果出现月经过多、周期紊乱、绝经后出血,要警惕是否为宫颈、子宫体肿瘤和卵巢肿瘤引起内分泌变化导致的月经不正常。

当性生活中出现下腹部、腰背部、骶尾部或局部疼痛、出血,可能是肿瘤的信号,这是由于性生活的接触,外阴、阴道、宫颈肿瘤受到刺激,导致破溃出现的症状,应引起高度警惕,及时就诊检查,早期治疗。

女性正常白带是少量白色略显黏稠的分泌物,随着月经周期异常,白带量和稀薄度可发生轻微变化,如出现脓性白带、血性白带、米泔样白带,或白带恶臭味,均属异常。输卵管癌常伴有大量的水样分泌物。当出现无原因可解释的腹胀、腹痛、尿频、大便困难、阴道流液等症状时,要警惕与妇科肿瘤有关的疾病,如卵巢癌、输卵管癌。

出现以上症状,可在清晨空腹排完小便,平卧位,双膝弯曲,放松腹部,用双手触按下腹部,由轻浅至重深,从左及右,由上至下,如发现有肿物,应及时到医院就诊检查。

防范妇科肿瘤,首先应消除和避免已知的致癌因素,积极治疗癌前病变,定期妇科检查,及时诊断、早期发现、早期治疗。现代医学检查:X 线摄片可以显示卵巢畸胎瘤的骨片、牙齿形态;超声检查可以发现浆膜下肌瘤、卵巢等妇科肿瘤;CT 检查用于了解小的淋巴结转移癌;腹腔镜检查可以发现子宫和附件肿瘤;宫腔镜检查可以观察宫腔的病变;诊断性刮宫是肿瘤病理确诊的依据;肿瘤标志物的检查,可以为诊断、治疗后的追踪随访提供思路。肿瘤标志物如滋养细胞肿瘤的人绒毛膜促性腺激素（HCG）、卵巢浆液性囊腺癌的 CA125、卵巢内胚窦肿瘤的甲胎蛋白（AFP）等。

　　良好的心理因素是防范妇科肿瘤的重要因素,应消除紧张、压抑、悲观、痛苦、焦虑等消极情绪。其次,应避免不良生活方式导致的疾病,如肥胖、高血压、糖尿病是子宫内膜癌的高危三联征。减肥是防范肿瘤和控制高血压、糖尿病、心脏病的重要措施。

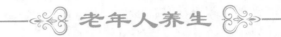

老年人养生

　　衰老是机体在年龄增长过程中的生理变化。老年人养生,调摄情绪是关键,饮食平衡很重要,适度运动不可少,保证睡眠抗衰老。身体健康是老年人幸福快乐之本。

老年期是人生的第二个春天

　　一个人从出生到衰老,是不可抗拒的自然规律。

　　老年期从 60 岁开始,有的人不到退休年龄就老态龙钟,疾病缠身;有的人年近百岁却矫健敏捷,耳聪目明。同样的老年期却享受不同的生活质量,前者因病因残,生活痛苦,郁郁寡欢,甚至增加家庭、社会的负担,后者因为健康的身体生活幸福,心情愉悦,可减轻家庭、社会的负担。

　　老年期是人生的成熟期。老年人一生风风雨雨,千锤百炼,有成功的经验,也有失败的教训,有欢乐也有悲哀,对事物具有真知灼见。

　　老年期是人生的"第二青春期"。老年人退休之后,有充足的时间安排自己的人生,发挥余热为社会作出贡献,完成未实现的夙愿。但生命是有限的,老年人身体健康,不仅仅是为自身生存提高生活质量,更重要的是,他们不仅能减轻家庭和社会负担,还能为家庭和社会承担责任。关注老年健康,是关系到国家繁荣昌盛,文明进步的重要课题。

　　老年的生理特点表现为心理衰老,五脏虚损,气血津液不足。老年人养生对健康与延缓衰老具有重要的意义。人生短暂,有如"白驹过隙",生命的每一天都是非常宝贵的,珍惜时间就是珍惜生命。"人难百年寿,却有千年梦",对待生命观,老年人对身外之物不能看得太重,健康高于一切。增强体魄、延缓衰老是老年人的头等大事,重视健康快乐的每一天,注意调节好每一天的情绪、饮食、运动、起居等,提高生活质量,使生活更加充实,更加丰富多彩。

❧ 长寿老年人的共同向往 ❧

稽康《养生论》曰"或云,上寿百二十,古今所同",就是说人可以活到120 岁。《灵枢·天年》谓:"人之寿百岁而死。"《素问·上古天真论》记载:"尽终其天年,度百岁乃去。"随着社会科技的进步和人民生活水平的提高,人的寿命相应延长,古语谓"人到七十古来稀",而现在多说"七十不稀奇,八十小弟弟"。

从衰老的进程来看,我国老年人寿命期分为:45 ～ 59 岁为老年前期;60 ～ 89 岁为老年期,80 岁以上称高龄老年;90 岁及以上为长寿期,100 岁及以上称百岁老年。

❧ 心态平和是延缓衰老的重要因素 ❧

心态平和、性格开朗、恬淡虚无、清心寡欲,是防范疾病、延年益寿的重要方法。积极的情绪,能增强大脑的兴奋过程,提高大脑功能,增加心脏活力,改善组织器官的血液供应,促进代谢消化功能;正确看待生老病死,避免孤独、终日忧心忡忡,有病及早诊治,是延缓衰老的主要方法。

中医学认为"静则神藏,躁则消亡","精神内守,病安从来"。老年人要克服任性暴躁的性格,调整自己的心态。消除恐老症,克服老年人的心理障碍。人体因年龄增长而出现衰老现象,这是不可避免的自然规律,但有些人为此忧心忡忡,整天笼罩在死亡将至的阴影中,消沉以待。老年人应以积极进取的姿态,老有所乐,老有所为,老有所学,忘掉自己的年龄,争取晚年对社会多做贡献,不断充实生活,使心理平衡,身心健康,方可延年益寿。

避免"退休病",迎接人生"第二个青春"。退休就是到一定的年龄,离开工作岗位,是社会对劳动者的一种保障机制。退休本来是一种享受,但由一时火热的工作环境变为平静的退休生活,一些人感到寂寞消沉,失落忧郁,或无所事事而心情不畅。如将退休视为修身养性的好时机,选择自己喜爱的事情去做,老有所乐,必将老有所养,身体健康,生活充实,精神快乐。

❧ 合理膳食是延缓衰老的保证 ❧

老年合理饮食是防治疾病与延缓衰老的重要方法。老年饮食既要保证营养,防止过度控制饮食、偏食,避免脑细胞、脏器组织、肌肉骨骼、神经纤维营养不良,导致加速人体的衰老,又要忌膏粱厚味,可延缓衰老,延长老年人寿命。

随着年龄增长,老年人的肌肉减少,多为脂肪取代,应多食优质蛋白质,补充植物蛋白,含蛋白食物如奶类、禽蛋、鱼、瘦肉、大豆等。每日摄取蛋白质 $100 \sim 150g$,谷类 $350 \sim 400g$。少食肥肉和高糖、高盐食品,多进食新鲜蔬菜、水果等含有维生素和纤维的食品。

维生素 E、维生素 C、维生素 B_6、维生素 B_{12}、叶酸、β-胡萝卜素、辅酶Q10、硒、黄酮酐能清除自由基,减少低密度脂蛋白氧化,延长寿命。富含维生素 E 的食品包括谷类、小麦胚芽油、棉籽油、蛋黄、坚果类、肉及乳制品,莴苣、番茄、胡萝卜等新鲜绿叶蔬菜,芝麻、枸杞子等。富含维生素 C 的食品包括番茄、菠菜、菜花、苋菜、苜蓿等蔬菜,山楂、大枣、柑橘、橙子、苹果、草莓、猕猴桃、酸枣、沙棘等水果。

老年人脾胃虚弱,代谢减慢,腺体分泌减少,咀嚼、消化、吸收能力下降,应少食多餐,防止暴饮暴食。饮食宜多样,清淡可口,以软食为主。注意冷热适中,防止过食生冷损伤脾胃,过食热品损伤消化道。讲究饮食清洁卫生,适当饮茶,忌烟少酒。

❧ 运动锻炼是老年人健康的基本要素 ❧

　　老年人经常做健身运动,可使脑动脉血氧含量增加,延缓脑动脉硬化,提高脑细胞血氧饱和度,是防止痴呆的重要手段。运动过程中,血液循环和心脏搏动增加,能增强心肌氧和营养物质的供应,防止脂质在血管壁沉着,改善血管的弹性和心脏的功能,是阻断和缓解高血压、冠心病的"良药"。运动可增强肺的通气量、肺活量、换气量,增强肺的免疫功能,是防范呼吸道疾病的重要方式。运动可使腹部肌肉得到锻炼,促进胃肠的张力和蠕动,提高消化、吸收功能,改善食欲,保证老年人的营养供应。运动能够促进各系统细胞代谢,提高血液中脂肪酸和葡萄糖的利用度,是防止肥胖和缓解糖尿病的非药物治疗手段。运动能增强老年骨关节活动度、肌肉收缩力、韧带弹性,可缓解骨关节退行性病变和骨质疏松。

　　运动之前,应先空腹饮一杯温开水,以补充体内代谢所需要的水分,降低血液黏稠度,有利于毒素排出,促进能量转换利用。运动衣着宜宽松、轻软,避免受凉。

　　注意掌握运动量、运动的时间和强度。一般每日早、晚各进行半小时的锻炼,以运动后不感或微感疲乏为宜,如出汗、心慌即停止活动。老年人最好多人在一起锻炼,以便互相照顾。运动类型因人而异,应避免过度、激烈的运动,以免造成骨关节损伤或肌体缺氧性损害。心脏病、高血压、癫痫、肺源性心脏病(肺心病)等患者运动时要特别注意自身状况,避免加重病情。

　　根据老年人自身年龄、性别、体质特点、疾病情况、兴趣爱好,选择与生理相适应的活动,如散步、慢跑、做保健操、打太极拳、练八段锦等,有利于老年人保持健康体质。活动应以"缓慢轻柔"为原则。

❧ 良好的起居生活是老年人健康的重要条件

　　老年人应顺应自然,根据气候变化,保持体内外的协调,切忌随心所欲,违反自然规律。如冬寒夏热,适时更衣,衣着以宽松,棉料为宜。

保证睡眠。每天睡眠时间一般应满足 8 小时,年龄高者可适当减少,午睡以 1 小时左右为宜。注意睡眠质量,保证大脑有效休息。

改善居住条件,注意房事生活。老年人应根据自己年龄及体质情况适当减少房事生活,要注意节制性欲。患有冠心病、高血压、糖尿病、肺心病等症者,更要慎房事,以免影响身体健康。

选择自己爱好,做到老有所好。人老之后,应当合理安排生活,选择一两种或多种喜好,这对于发展情趣、寄托感情、陶冶情操都十分有益。老年人的喜好,以符合老年人生理特点("静大于动")为好,如栽花种竹、书法绘画、吟诗作词、读书钓鱼、下棋集邮等,均适合老年人生理特点。根据体力状况,适当选择旅游、登山等野外活动。对于老年人的喜好,切忌入迷过度、劳神耗力,否则对健康不利。

参加社会活动。打开窗户,沐浴温度阳光,呼吸新鲜空气,吸入能量,增加营养,会给老年人带来一种健康的享受。与人进行思想交流,增进知识,改变观念,跟上当代历史的进步潮流,了解时代信息,同样有益于老年生活,对放松其思想情绪、调整大脑神经平衡有积极作用。人生有限,知识无界,社会活动是实现老有所学、老有所用的重要途径。

老年人常见症状中医辨证

疲乏

自觉全身无力,少气懒言,活动气喘,怕冷肢凉。常见甲状腺激素水平低下、慢性疾病、血细胞减少、药物(如利尿药或镇静药过量)因素等。中医辨证,常见气虚、血虚、阳虚、肾虚。

晕厥

晕厥指头晕倒地。常见有心律失常、病态窦房结综合征、主动脉硬化急性心排血受阻等心源性晕厥;脑动脉硬化脑灌注不足、颈椎病椎动脉血流不畅、直立性低血压等血管性晕厥;咳嗽、排尿、排便、吞咽、低血糖等非心脑血管性晕厥。中医辨证,常见气血不足、肝肾亏虚、肝风内动。

便秘

大便小于等于每周 3 次,排便干硬,排便困难。老年人便秘常见于下列器质病变：结肠肿瘤、肠结核、糖尿病等。功能性便秘常见现象：肠运动功能减弱和膈肌、腹肌、肛提肌等辅助排便肌群无力，造成食物在肠道停留时间过长；肠黏膜萎缩分泌黏液减少，排便困难；排便反射敏感性减弱，排便无力；医源性便秘等。中医辨证，常见气虚、血虚、阴虚、肾虚。

腹泻

大便溏稀，大便次数明显超过平日习惯频率。老年人腹泻常见疾病：消化和吸收不良、糖尿病、甲亢、肠道炎症、肿瘤疾病等。中医辨证，常见脾胃虚弱、肾阳不足。

小便失禁

小便失禁表现为伴随咳嗽、笑声、弯腰、抬举动作出现漏尿。男性主要为前列腺增生、前列腺癌变；女性主要为雌激素水平下降所致的萎缩性膀胱炎、尿道炎。中医辨证，常见中气不足、肾气不足、肾阳亏虚。

胸痛

常见为冠心病。反流性食管炎、颈椎病、气胸、肺炎、胃底溃疡、胆囊炎、胆石症亦可牵涉胸痛，常被误诊为心脏病。中医辨证，常见心气不足、气滞心胸、痰瘀内阻。

❧肺部感染是导致老年人死亡的重要因素❧

老年人肺部感染，常见于老年肺炎，是肺实质急性炎症，以发热、咳嗽、胸痛为主要临床表现。肺部感染是导致老年人死亡的重要原因之一。

老年人体液及细胞免疫功能降低，呼吸道免疫球蛋白分泌减少，T细胞功能下降，呼吸道纤毛运动功能下降，清除分泌物能力降低，分泌物容易聚集，黏膜上皮易受损害，病毒细菌入侵和寒冷应激等刺激时易引起肺部感染。喉反射降低，吞咽功能减退，胃内容物和咽喉分泌物容易误吸入气管内，易诱发吸入性肺炎。肺组织纤维化，弹性降低，肺功能储备能力下降，排痰困难，动脉硬化改变和呼吸肌萎缩，在寒冷季节或受凉，抗感染能力下降，疲劳时容易发生肺部感染。慢性支气管炎、肺结核、糖尿病患者，在冬春季节，更容易诱发肺部感染。

老年人肺部感染起病隐匿，在严重感染情况下，全身和局部反应性降低,自觉症状轻微,体温调节能力下降,常见发热不明显,临床表现不典型。常表现为消化道症状,如食欲欠佳、恶心、吐泻,为首先症状;或表现为精神淡漠、嗜睡头痛、休克症状;或表现为心悸、气喘症状。容易导致误诊,发病后容易发生多脏器衰竭。

对老年人肺部感染要有足够的重视,平时要注意身体锻炼,天气变化及时添衣防寒,避免呼吸道免疫功能下降,使寄生在呼吸道的病毒、细菌有可乘之机。老年人肺炎的抗生素治疗,应根据药敏试验选择敏感抗生素,以"早期、足量、联合、全程"为原则。中医以"风温肺热病""咳嗽""喘证""肺痈"辨证论治。临床常应用中西医结合治疗,扶正祛邪,可获得良好的疗效。

老年人前列腺增生常见"水路不通"

前列腺增生是 60 岁以上男性老年人常见疾病,与性激素平衡失调有关。以尿频、尿急、排尿困难、紧迫性尿失禁、血尿等为主要表现。正常男性每 3 ～ 5 小时排尿 1 次,膀胱容量为 300 ～ 500ml。老年人前列腺增生性尿频是因逼尿肌失代偿,膀胱不能完全排空,残余尿量增加,而膀胱有效容量减少,使排尿时间缩短,夜尿次数增加。若伴有膀胱结石,或感染时,尿频、尿急更加明显,可出现尿痛、血尿。前列腺继续增大,会使尿道阻力增加,出现膀胱出口梗阻,膀胱难以代偿时,出现排尿踌躇、尿线变细,且无力、排尿费力、尿流断续、终末滴沥、排尿时间延长、排空不全、尿潴留和充溢性尿失禁等现象。体内交感神经兴奋,会使前列腺腺体收缩及张力增强,在受凉、饮酒、憋尿或其他原因引起交感神经兴奋时,可发生急性尿潴留。

肛门指诊可判断前列腺大小、质地、结构异常情况。前列腺按摩,以取出前列腺液进行常规检查,可判断感染程度。超声检查可确定前列腺大小和尿残余量。

老年前列腺增生属于中医学"癃闭"范畴,以清泄通利、化瘀散结、解郁理气,或补益中气、补肾利水等辨证论治。

❀ 老年甲状腺疾病容易误诊 ❀

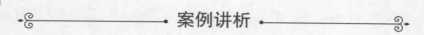

• 案例讲析 •

【案1】

黄某,女,68岁,2016年3月15日就诊。患者反复腹痛、腹泻6个月,按肠功能紊乱治疗,症状没有改善。后来出现胸闷心悸,睡眠障碍,以冠心病治疗,效果不明显。实验室检查:血常规、肝功能等生化检查正常。甲状腺功能检查:三碘甲状腺原氨酸(T_3)4.50ng/ml、甲状腺素(T_4)16.0μg/dl、游离三碘甲状腺原氨酸(FT_3)15.32pmol/L、游离甲状腺素(FT_4)5.48pmol/L、促甲状腺激素(TSH)0.02mU/L、甲状腺球蛋白抗体($TgAb$)< 4.11U/ml、甲状腺过氧化物酶抗体($TPOAb$)< 5.61U/ml。心电图检查:窦性心动过速,心肌供血不足。超声检查:甲状腺多发结节。检查:形体正常,精神烦躁,甲状腺正常,心率100次/min,腹软,肝脾未触及。舌淡,脉滑。诊断:甲亢,甲状腺多发结节。治疗过程:应用丙硫氧嘧啶、美托洛尔治疗。中医辨证论治:痰湿瘀阻,治以健脾散结。

中西医结合治疗2个月,症状明显改善。甲状腺功能检查正常。

按:甲亢出现肠功能紊乱和冠心病症状,是由甲状腺激素分泌增多所致,故对症处理效果不明显。采用西药抑制甲状腺激素分泌治疗原发病,配合中药辨证施用,效果显著。

【案2】

李某,男,70岁,2015年5月6日就诊。患者因心悸气喘,双下肢水肿,在某三级专科医院就诊,以冠心病、心力衰竭收入住院两次。住院检查:冠状动脉造影正常,心电图、全套生化检查正常,按冠心病心功能不全治疗,症状没有改善。患者要求改用中医治疗。主诉:疲乏无力,心慌气喘 2 个月。检查:面色苍白,精神萎靡,疲乏懒言,双下肢水肿。血压 120/80mmHg,心律齐,100 次 /min,心前区收缩期杂音Ⅳ级,左心室扩大。舌质淡,脉细数。甲状腺功能检查:三碘甲状腺原氨酸(T₃)0.50ng/ml,甲状腺素(T₄)4.0μg/dl,游离三碘甲状腺原氨酸(FT₃)1.71pmol/L、游离甲状腺素(FT₄)0.70pmol/L、促甲状腺激素(TSH)6.0U/L。心电图检查:窦性心动过速。诊断:甲状腺功能低下性心脏病。中医辨证论治:中气不足,心气虚衰。予补中益气汤、生脉饮加减。治疗 1 周,症状明显改善,水肿消退。应用甲状腺激素巩固治疗 1 个月,随访,患者正常生活。

按:患者甲状腺功能减退,临床上以心血管疾病为表现,如果没有考虑到甲状腺问题,容易误诊,甲状腺功能检查有利于鉴别诊断。以中医补益气血,结合西医补充甲状腺激素是治疗的关键。

老年甲状腺功能亢进与甲状腺功能减退,临床症状和体征往往不典型,常常没有引起重视,体检时甲状腺功能也没有作为常规检查,容易忽视,导致误诊。

甲状腺功能亢进

甲状腺功能亢进(简称"甲亢")是由甲状腺激素分泌增多所致的常见内分泌疾病,临床以代谢率增高和神经兴奋性增高为主要表现,常见症状为食欲亢进、消瘦、怕热、多汗、心悸、易激动、甲状腺肿大、突眼征等。

老年人甲状腺功能亢进,由于甲状腺组织萎缩,发病时常无甲状腺肿大、突眼等体征。甲状腺激素分泌过多,会导致甲亢性心脏病,常表现为心房扑动、心房纤颤、高血压、心绞痛、心肌梗死等,容易误诊为高血压心脏病,忽视甲亢的原发病。

老年人机体反应能力差,发生甲状腺功能亢进时,无食欲亢进等高代谢综合征表现,常以消化道症状表现,可出现腹泻、便秘,或两者交替出现,容易误诊为肠易激综合征。

老年人甲状腺功能亢进可以呈厌食型,无食欲亢进,甚至厌食、恶心呕吐等,易被误诊为胃炎,有些消瘦明显的常怀疑为肿瘤。

老年人甲状腺功能亢进,有焦虑、情绪激动、神经敏感性增强、睡眠障碍,或反应迟钝、表情淡漠表现时,容易误诊为自主神经功能紊乱、老年抑郁症,女性常被诊断为更年期综合征。老年人甲状腺功能亢进可以呈淡漠型,不但无神经精神兴奋性表现,甚至出现淡漠、抑郁和发呆,常被误诊为老年痴呆。

发生老年人甲状腺功能亢进,应解除不良情绪或不必要的心理负担,提高自我调节控制情绪的能力,合理安排生活。保证充足的休息,避免劳累,适当运动锻炼。饮食要有规律,宜进食富有蛋白质和维生素的食物,如肉、蛋、奶、新鲜水果、蔬菜等,忌烟、酒、辛辣食物和海带、紫菜等高碘食品。中药辨证治疗,气滞痰凝宜疏肝理气、消痰散结,肝火亢盛宜清肝泻火,心肝阴虚宜养心安神、滋阴柔肝。

甲状腺功能减退

甲状腺功能减退(简称"甲减")是由甲状腺激素合成及分泌减少导致机体代谢降低的一种疾病。

老年人甲减临床表现为怕冷乏力,表情淡漠,睡眠障碍,面部及眼睑或下肢水肿,记忆力减退,或血压升高,心动缓慢或心动过速,临床被误诊为心血管疾病、心功能不全。

老年人甲减应给予高蛋白、富含维生素、低钠、低脂饮食。中医辨证论治,以补益气血、滋养心肾为治则。

注意老年用药的安全及不良反应

老年人往往患有多种疾病,需长期用药或多种药物联合应用。随着年龄增长,各器官功能减退,排泄能力减弱,不良反应也随之增加。因此,老年人应十分重视合理用药,了解药物在老年人体内的代谢过程及特点,充分发挥药物疗效,减少不良反应。

临床治疗的基本原则:第一,要明确是生理改变还是病理改变引起的症状,确定诊断,是否需要药物治疗,权衡药物治疗利弊。如头痛患者,首先要明确是高血压头痛,还是肿瘤头痛、神经性头痛、颈源性头痛、失眠头痛等,然后确定治疗。一般原则尽量少用药,无论选用中药或西药,都要注意用药安全、效果及毒副作用。第二,用药剂量宜小,慎用或不用攻泻药。老年人肝血流量、肾血流量明显减少,药物在肝脏的代谢能力降低,可导致药物浓度增高、消除缓慢,容易出现不良反应。临床用药,如硝酸盐、巴比妥酸盐、利多卡因、普萘洛尔等,应适当减少用药剂量或延长给药时间。

肾脏是许多药物排泄的主要器官,老年人肾排泄功能下降,容易导致药物蓄积中毒,出现不良反应,如别嘌醇、氨基糖苷类、头孢菌素、万古霉素、氟康唑、氟喹诺酮、呋塞米,卡托普利、H_2 受体拮抗剂等,用药剂量应向下调整,给药时间适当延长。长期应用止痛药应警惕肾损害。

严格把关抗生素的使用,避免造成菌群失调,免疫力下降,双重感染,肝肾损害。谨慎使用激素,避免引发高血压、消化道损伤、骨质疏松等疾病。常用抑制血小板聚集作用的阿司匹林,可降低心肌梗死和脑卒中的发病率,但有发生胃肠道炎症、胃和十二指肠溃疡、消化道出血、哮喘和皮肤过敏反应、一过性肝损害伴肝转氨酶升高、肾损伤和急性肾衰竭等风险。

随着年龄增长,老年人血浆白蛋白含量有所降低,白蛋白结合率高的抗癫痫药苯妥英钠,在体内运载时结合部位减少,游离药物浓度升高,作用增强,药物不良反应增多。华法林与血浆白蛋白结合减少,药物游离增多,易引发出血。胺碘酮与地高辛合用,血浆结合蛋白竞争性的置换作用,使药物游离浓度增高,容易发生地高辛的毒副作用。

中药调摄,由于老年人脏器功能衰退,消化、吸收功能下降,应避免苦寒伤胃和毒性中药,根据个体情况,以抵抗衰老、增强体质为原则,注重调理脾胃、益气养血、调整阴阳、补益肝肾。

慢性病是影响老年人健康的主要因素

高血压是老年人常见的慢性病,可发展为高血压心脏病心力衰竭,导致心肌梗死、脑卒中、慢性肾衰竭,是死亡和致残的重要危险因素。健康的生活方式与控制高血压是避免高血压危害健康的重要措施。

冠心病是严重威胁老年人生命健康的慢性病,心肌梗死是猝死的重要原因。保持身心愉快,克服不良情绪,去除不良嗜好,戒烟限酒,饮食清淡,劳逸结合,进行适当的体育锻炼,是防范冠心病发生、发展的重要手段。

糖尿病是严重威胁老年人健康的慢性病,早期发现、及时干预是避免糖尿病并发症发生的重要措施。健康教育、运动疗法、合理饮食、预防"三高"、科学减重是防范病变发展不可缺少的方法,也是糖尿病患者自我健康养生的保健基础。

恶性肿瘤是老年人常见的主要疾病,但肿瘤不是绝症,而可以看作是一种慢性病。中西医结合防治肿瘤是我国医学领域的一大特色和重要手段。防范癌症发生,合理选择规范化治疗及健康生活,是当前医疗领域的重要课题。采用辨病辨证有机结合的综合性整体疗法,可提高肿瘤患者的生活质量,延长生存期。